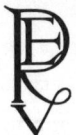

W0085840

Zu diesem Buch

«Essen für zwei – das taten doch unsere Großmütter und wurden furchtbar dick dabei», denken viele werdende Mütter heute, darauf bedacht, so lange wie möglich ihre Figur zu behalten. Und sie werden von Ärzten noch dabei unterstützt, die ihnen eine genau dosierte Gewichtszunahme vorschreiben. Dabei ist es gerade während der Schwangerschaft wichtig, die Ernährung darauf abzustellen, daß ein Ungeborenes mitversorgt werden muß.
Häufig hört die Schwangere auch den Rat, sie solle salzarm essen. Wir wissen aber heute, daß gerade Salzmangel zu Wasseransammlung im Gewebe führen kann – nicht umgekehrt. Viele Schwangerschaftsbeschwerden – wie Gestose und HELLP-Syndrom – und auch Komplikationen bei der Geburt bis hin zu Fehlgeburten könnten verhindert werden. Dabei spielt die richtige Ernährung eine entscheidende Rolle.
Dr. med. Inge Kelm-Kahl beantwortet leicht verständlich die häufigsten Fragen zur Ernährung in der Schwangerschaft, gibt einen Überblick zum Bedarf an Fetten, Kohlenhydraten, Eiweiß, Vitaminen und Folsäure und zeigt die Folgen von Mangelernährung. Der Ernährungsplan mit Protein-Zähltabelle und die einfachen Rezepte helfen dabei, daß die werdende Mutter und das Ungeborene optimal versorgt werden.
Dr. med. *Inge Kelm-Kahl*, Jg. 1958, ist ausgebildete Ärztin. Sie arbeitet als freiberufliche Medizinjournalistin in Wiesbaden und hat sechs Kinder zwischen Vorschul- und Grundschulalter. Von ihr erschien in der Reihe *Mit Kindern leben* «Hausgeburt – besser für Mutter und Kind» (rororo 8762, akt. Auflage 1996).

Anregungen und Kritik bitte an folgende Adresse: Büro für wissenschaftliche Publizistik Dr. Horst Speichert, Teutonenstr. 32 b, 65187 Wiesbaden. Hier erhalten Sie auch gegen Voreinsendung eines frankierten DIN-C 6-Umschlags einen Prospekt der Reihe *Mit Kindern leben.*

Inge Kelm-Kahl

Essen für zwei

Die richtige Ernährung
in der Schwangerschaft

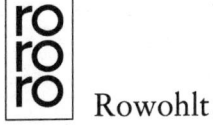 Rowohlt

rororo Mit Kindern leben
Herausgegeben von Bernhard Schön und Horst Speichert
Redaktion: Bettina Mähler und Bernhard Schön

Meiner Mutter und Martin in Dankbarkeit gewidmet

Alle Ratschläge und Produktempfehlungen sind von der Autorin sorgfältig geprüft und erwogen. Irrtümer und Druckfehler sind vorbehalten. Garantie und Haftungsansprüche jeder Art sind ausgeschlossen.

Originalausgabe
Veröffentlicht im Rowohlt Taschenbuch Verlag GmbH,
Reinbek bei Hamburg, November 1996
Copyright © 1996 by Rowohlt Taschenbuch Verlag GmbH,
Reinbek bei Hamburg
Umschlaggestaltung Peter Wippermann / Jürgen Kaffer
(Foto: Wolfgang Krüger)
Alle Rechte vorbehalten
Satz Sabon und Stone Sans PostScript,
QuarkXPress 3.31 (Linotronic 500)
Gesamtherstellung Clausen & Bosse, Leck
Printed in Germany
1290-ISBN 3 499 60202 4

Inhalt

Die Ernährung während der Schwangerschaft und Stillperiode bedarf besonderer Beachtung. Das noch Ungeborene und damit seine Mutter benötigt nicht nur ein Mehr an Kalorien, sondern auch an Mineralien und Spurenelementen.

So sollte die Kost während dieser Zeit eiweiß- und vitaminreich sein, genügend Spurenelemente und Fette in ausreichender Zusammensetzung enthalten.

Besondere Beachtung ist der Flüssigkeits- und Kochsalzaufnahme zur Vorbeugung einer EPH-Gestose (Schwangerschaftsvergiftung) zu schenken. Kommt es zu einer Dehydratation (Wassermangel) mit Zunahme des Hämatokritwertes über 38 bis 40 Vol. % (sogenannte Bluteindickung, d. A.) und kommt es zu einer Kochsalzverarmung des Organismus, ist das Auftreten einer EPH-Gestose begünstigt.

Diätetische Empfehlungen während einer Schwangerschaft, die eine Flüssigkeitsreduzierung und Kochsalzbeschränkung empfehlen, sind veraltet.

Frau Dr. med. Inge Kelm-Kahl, selbst Mutter von sechs Kindern, schildert eindrücklich die wünschenswerte Ernährungsweise während der Schwangerschaft und beantwortet immer wieder sich stellende Fragen über die Zusammensetzung der Ernährung während dieser Zeit. «Essen für zwei» wird ergänzt durch einfache Rezepte, die auch vom Hausmann zubereitet werden können.

Prof. Dr. med. Goecke, Luisenhospital, Aachen
Der Frauenarzt, Geburtshelfer und Hebammen-Lehrer war Mitbegründer der Organisation Gestosis in Europa und Leiter der Deutschen Sektion.

Ein gut zu lesendes Buch, nicht nur für die schwangere Frau, sondern auch für Fachpersonen!

Ich habe selber seit fünf Jahren erfolgreich in der Schwangerenberatung mit den in diesem Buch vorgestellten Ernährungsempfehlungen gearbeitet und einige Fachartikel zu diesem Thema in den letzten Jahren in deutscher und englischer Sprache zu lesen bekommen.

In dem vorliegenden Werk ist der Autorin eine gezielte Zusammenstellung dieser Daten gelungen.

Damit gibt es jetzt ein Buch, das hoffentlich auch von solchen «Experten» gelesen wird, die den schwangeren Frauen in den letzten Jahren immer noch salzarme Kost sowie Reis- und Obsttage empfohlen haben. Oft mußte ich verzweifelt zusehen, wie solche Hebammen und Gynäkologen mehr Schaden anrichteten, als ihnen bewußt ist...

Klaudia Kemmann
Hebamme und Lehrerin f. Hebammenwesen, Limburg

Statt einer Einleitung

Sind Sie auch der Ansicht, daß

– Vorbeugen besser ist als Heilen,
– die Ursache einer Krankheit bekämpft werden muß, anstatt an den Symptomen herumzudoktern,
– jedes ungeborene Baby in der Gebärmutter die Chance haben sollte, seine Intelligenz zu entwickeln und einen gesunden Körper zu bekommen,
– Frühgeburt und Mangelgeburt verhindert werden sollten,
– bei einer Schwangeren Komplikationen möglichst gar nicht erst entstehen dürften?

Wenn Sie die Fragen mit «Ja» beantwortet haben und Sie vielleicht auch noch schwanger sind, ist das *Ihr* Buch.

Kapitel 1   *Das Problem:*
Die Schlankheitsnormen

Ernährung in der Schwangerschaft ist heute ein Hindernislauf zwischen Waage und Gesundheit. Soll eine Frau sich bereits ohne Umstände mit Idealgewicht, sportlich aktiv mit knackiger Figur (durch fettarme Ernährung) präsentieren, rückt das Gewicht dann noch mehr in den Vordergrund. Essen für zwei ist doch wohl längst passé; wenig, aber bewußt zu essen soll richtig sein. Zuviel zunehmen schadet angeblich Mutter und Kind, macht die Geburt schwerer und die «junge Mutti» unansehnlich.

Die meisten Schwangeren fügen sich gerade beim ersten Baby dem Streß, sie versuchen, sich mit mikroskopischen Portiönchen und wenig Salz wie vorgeschrieben zu ernähren.

Etliche tausend Frauen haben in ihrer Schwangerschaft erhöhten Blutdruck. Viele glauben, Nervosität, Schwindel und Übelkeit seien während der Schwangerschaft normal. Viele werdende Mütter quälen sich mit Tabletten, Arztbesuchen und Ängsten durch diese Zeit. Sie sind anfällig gegen Infekte. Alles kann sie «umwerfen».

Besonders gefährdet sind Frauen, die bereits vor der Schwangerschaft Probleme mit der Ernährung hatten; sei es, daß sie von Diät zu Diät swingten, an Bulimie litten oder fettsüchtig waren. Auch die Auswirkungen von Streß machen sich in der Schwangerschaft besonders bemerkbar.

Frühgeburten und mangelernährte Babys durch falsches Essen

Die Zahlen sprechen für sich: 1994 wurden in Gesamtdeutschland rund 770 000 Babys geboren. 3113 waren Totgeburten. Über 46 000 hatten ein Geburtsgewicht von unter 2500 Gramm (Statistisches Bundesamt Wiesbaden Januar 1996). Die vorläufigen Ergebnisse für 1995 lauten: 759 529 Lebendgeborene und 3342 Totgeburten. Die meisten Totgeburten und alle «Small for date-Babys» entstanden aus unzureichender Ernährung im Mutterleib. Mindestens jedes sechzehnte Ungeborene ist also in der Gebärmutter deutlich mangelversorgt worden.

Dabei gilt die Grenze von 2500 Gramm für Mangelversorgung als zu niedrig angesetzt. So gibt es eher viel mehr Kinder, die in der Gebärmutter unterversorgt werden. Das entspricht der Tatsache, daß es bei jeder zehnten oder zwölften Mutter zu einer ernährungsbedingten Schwangerschaftserkrankung, der Gestose, kommt.

Viele dieser mangelversorgten Kinder werden zu früh und durch einen Notkaiserschnitt geboren. Sie sind die Babys von Frauen, die an Gestose, «Schwangerschaftsvergiftung», erkrankt sind. Eigentlich gesunde Kinder kommen zu früh und zu leicht auf die Welt. Ihr Leben beginnt im Brutkasten oder auf der Intensivstation.

Zahlreiche Frühchen werden durch die Mangelversorgung in der Gebärmutter oder als Folge der Beatmung behindert. Manche brauchen Monate bis Jahre, bis sie den Entwicklungsstand anderer gleichaltriger Kinder erreichen. Welche Angst Eltern um diese Babys haben, kann sich jeder, der ein Kind hat, in etwa vorstellen.

Bei Zwillingen werden Komplikationen sogar erwartet

Zwillinge und ihre Mutter sind besonders durch Mangelernährung gefährdet. Mehrlingsschwangerschaften werden häufiger, denn sie kommen mit steigendem Alter der Mütter und medikamentös stimulierter Schwangerschaft öfter vor. Eigentlich ist es logisch, daß zwei rasant wachsende Organismen noch mehr Kalorien, Eiweiß, Salz, Mineralien und Vitamine brauchen als einer. Unzureichende salzbeschränkende Ernährung hat uns so weit gebracht, daß Frühgeburt und untergewichtige Babys bei Mehrlingsschwangerschaften regelrecht erwartet werden.

Ebenso glaubt man, vorzeitige Wehen und heftige Schwangerschaftsbeschwerden bei Zwillingsmüttern in Kauf nehmen zu müssen. Oft wird die Schwangere Wochen vor dem Geburtstermin in die Klinik eingewiesen und täglich mit Untersuchungen traktiert, die sie und die Kinder vor einer vorzeitigen Entbindung angeblich schützen sollen. Dennoch kommen die Babys meist zu früh und zu leicht, häufig durch Kaiserschnitt, zur Welt.

Kapitel 2 *Die Lösung: Gute Ernährung*

Vieles von dem, was in Schwangerschaft, Geburt und Stillen schiefgelaufen ist, wäre durch simples «Essen für zwei» vermeidbar gewesen. Das beweisen Erfahrungsberichte und Studien von Ärzten, Hebammen und Selbsthilfegruppen.

Ihr Ernährungskonzept macht deutlich:

– Mit einer guten ausgewogenen Ernährung tun Sie Ihr Möglichstes, damit das Baby gesund und stark und mit einem normalen Gewicht zur Welt kommt;

– eine gute Ernährung kann Sie in den meisten Fällen vor einer Gestose schützen;

– gute Ernährung beugt Blutarmut und Sauerstoffmangel vor;

– Infektionen in der Schwangerschaft können durch Stärkung der Abwehr vermieden werden. Die Abwehrkräfte sind von der Ernährung und der Vitaminzufuhr abhängig;

– gute Ernährung schützt vor vorzeitiger Plazentaablösung, eine wesentliche Ursache für Totgeburten;

– gute Ernährung schützt in vielen Fällen vor Fehlgeburten. Die Plazenta wird gut genug durchblutet, um die Bedürfnisse des Babys zu decken.

Tausende von Schwangeren hat Sabine Kuse aus Issum, die Gründerin und Geschäftsstellenleiterin der «Arbeitsgemeinschaft Gestose-Frauen» nach diesem Konzept (S. 18) erfolgreich beraten. Die Selbsthilfegruppe hat den von der amerikanischen Ernährungsberaterin und Schriftstellerin Adelle Davis ausgearbeiteten Ernährungsplan in Grundzügen übernommen und auf die Bedürfnisse des Alltags hin überprüft. Ich stelle ihn in Kapitel 4 vor. Er geht davon aus, daß Sie als Schwangere einen erheblichen Mehrbedarf an Salz, Nährstoffen, Proteinen und Vitaminen haben.

Jede werdende Mutter hat ihre individuelle Gewichtskurve

Das Nachfrage-Angebot-Prinzip darf keine Angst vor der Waage stören. Bei gesunder, der Schwangerschaft angemessenen Ernährung nimmt jede Schwangere unterschiedlich zu. Die durchschnittliche Gewichtszunahme liegt mit etwa 17–18 Kilogramm in der Einlingsschwangerschaft beträchtlich über den zehn bis zwölf Kilogramm, die von der Deutschen Gesellschaft für Ernährung als Richtschnur für die Gewichtszunahme in der Schwangerschaft angesehen werden (Forschungsinstitut für Kinderernährung Dortmund, 1993, S. 7).

Dennoch hat bislang kaum eine der Mütter, die den «alternativen» Ernährungsplan der Gestose-Frauen befolgte, wegen der Gewichtszunahme Komplikationen während Schwangerschaft und Geburt erlebt, im Gegenteil. Die Erfahrungen sind durchweg positiv: die Kinder werden bis zum Termin ausgetragen und meistens natürlich geboren. Viele Frauen stillen voll. Da fast alle Frauen bei der ersten Schwangerschaft negative Erfahrungen machten, manche sogar ihr Baby verloren, wissen sie ihre zweite Chance um so höher einzuschätzen – Erfahrungen, die sie weitergeben wollen.

Viele Mütter, die totgeborene oder mangelernährte Babys auf die Welt gebracht haben, fragen: «Wenn ich von der Gruppe gewußt hätte – warum wissen die Ärzte das nicht?» Bis zum bittersten Zweifel: «Vielleicht wäre mein Baby noch am Leben, wenn ich diese Informationen gehabt hätte…» Einige der Erfahrungen finden Sie in diesem Buch wieder. Die Berichte, zusammen mit den Erfahrungen aus meinen sechs Schwangerschaften und Geburten, bewegten mich, dieses Buch zu schreiben. Auch ich habe trotz zahlreicher Streßfaktoren – sechs Kinder in acht Jahren, Stillzeiten, berufliche Tätigkeit – gesunde Ernährung als Schutzfaktor bewußt eingesetzt und kann sie nur weiterempfehlen.

Auch Mediziner wissen zuwenig über gesunde Ernährung

Die zahlreichen Erkenntnisse über Ernährungswissenschaft für Schwangere sind bisher noch nicht in Vorsorgerichtlinien berücksichtigt worden. Auch in der ärztlichen Ausbildung oder Fortbildungsveranstaltungen werden sie nicht erwähnt. Die Ergänzung der Ernährung mit lebenswichtigen Vitaminen wie Folsäure ist in Deutschland mittlerweile üblich, wenn auch nicht in ausreichender Dosierung – obwohl zahlreiche Studien gezeigt haben, daß Folsäure, gerade zu Beginn der Schwangerschaft gegeben, Mißbildungen am Nervensystem und an den Augen sowie Fehlgeburten verhindern hilft. Auch auf die Wichtigkeit von Magnesium und Spurenelementen wie Jod oder Zink wird meist nicht in der erforderlichen Deutlichkeit hingewiesen.

Frauenärzte geben ihren Patientinnen oft noch überholte Ratschläge, die eine beginnende Mangelsituation im Körper der Schwangeren verschärfen. Niemals haben zum Beispiel die bekannten Reis- und Obsttage gegen die Anzeichen einer Gestose (Schwangerschaftsvergiftung) geholfen, im Gegenteil – der Eiweiß- und Salzmangel verschlimmerte sich, Mutter und Baby ging es schlechter. Schwangerschaftsvorsorge bei Arzt oder Hebamme muß im Interesse der Schwangeren – also zur Vermeidung von Beschwerden und Komplikationen – Ernährungsberatung über vollwertige Kost enthalten.

Schwangere dürfen sich nicht widerspruchslos reglementieren lassen. Wenn Sie sich über den Wert kalorienreicher, gesunder Ernährung gut informiert haben, lassen Sie sich dieses Wissen nicht ausreden. Nur Sie sind für Ihren Körper und Ihr Baby verantwortlich, nicht «die Gesellschaft», Ihr Partner oder Ihre Ärztin. Lassen Sie sich nicht zu falscher Eitelkeit verleiten. Ersetzen Sie Ihr Konzept «Schlank ist schön» durch «Gesund ist schön».

Über die Gründung Ihrer Selbsthilfegruppe, der Arbeitsgemeinschaft «Gestose-Frauen» 1984, schreibt Sabine Kuse:

Als ich 1983 mein erstes Kind erwartete, mußte ich dick angeschwollen in der 32. Schwangerschaftswoche in die Klinik. Dort wurde die Diagnose «EPH-Gestose» gestellt, obwohl mein Blutdruck nicht sehr hoch anstieg. Nach traumatischen Wochen und letztendlich einem HELLP-Syndrom (Leberversagen) wurde mein erstes Kind fünf Wochen zu früh geboren, gottlob gesund. Noch lange danach ging es mir nicht gut. Als Laie wußte ich mit den Worten EPH-Gestose und HELLP-Syndrom damals nichts anzufangen.

Erst lange Zeit danach wurde mein Interesse an diesen Fragen wieder geweckt, als ich das Kontaktgesuch einer anderen «Gestose-Frau» in einer Zeitung las. Schnell entstand der Gedanke, im Rahmen einer Selbsthilfegruppe unsere Erfahrungen auszutauschen. Schon zu Beginn bekamen wir Unterlagen eines amerikanischen Arztes zur Verfügung gestellt, die hilfreiche Tips zum Verhalten bei Gestose enthielten.

Sie waren ganz anders als die, die wir hier zu Hunderten erhalten hatten. Die meisten davon sind in diesem Buch umgesetzt. Im Laufe der Jahre haben viele Frauen aus unserer Gruppe diese Tips erfolgreich ausprobiert. So konnten wir unsere guten Erfahrungen mit wachsender Überzeugung an immer mehr Frauen weitergeben.

Viele Jahre lang war man davon ausgegangen, daß man Bluthochdruck bei Schwangeren genauso behandeln müßte wie bei anderen Patienten. Erst vor wenigen Jahren erkannte man, daß dies nicht zutrifft, da in beiden Fällen meist vollkommen unterschiedliche Ursachen für hohen Blutdruck vorliegen und daher auch unterschiedliche Behandlungsweisen angebracht sind. Das gilt vor allem für den Salzverbrauch und die Trinkmenge. Hier wurde viele Jahre vehement zu einer Einschränkung geraten, und genau das Gegenteil hat sich als sehr hilfreich erwiesen!

Seit nunmehr 1984 kämpfen wir für die Änderung der Behandlungsrichtlinien und haben schon etliche Erfolge aufzuweisen. Aber immer noch haben viele Ärzte und Hebammen Hemmungen, unsere Tips in die Praxis zu übernehmen, weil sie damit noch keine Erfahrungen gemacht haben und Angst vor dem unbekannten Ausgang vorherrscht.

Wir können nun auf die Beratung und Betreuung von fast 10 000 Frauen zurückblicken und auf zunehmendes Interesse bei den Fachärzten. Wir hoffen im Interesse der betroffenen Frauen, daß die Zusammenarbeit auch in den kommenden Jahren ständig erweitert und verbessert wird.

Jedes Jahr gibt es Schwerpunkte, denen wir uns widmen.

Derzeit ist es zum Beispiel üblich, statt der verbotenen chemischen Entwässerungsmittel solche auf pflanzlicher Basis wie Brennessel- oder grünen Hafertee zu verordnen. Leider wirken sie genauso schädlich, und es macht uns viel Mühe, diese Zusammenhänge zu erklären und diese Unsitte zum Verschwinden zu bringen.

Wir wollen, daß jede Schwangere ihrem Bedarf entsprechend essen kann; zunehmen darf, wie es ihrem individuellen Muster entspricht und nicht irgendwelchem Schema; und daß so viele Mütter wie möglich ihre Kinder gesund zur Welt bringen können und so einen gemeinsamen guten Start in ihr neues Leben haben.

Sabine Kuse

Kapitel 3 *Fragen und Antworten zum Thema Ernährung in der Schwangerschaft*

Diese Fragen stellen werdende Mütter immer wieder zum Thema «Ernährung in der Schwangerschaft»:

Wie muß ich mich nun ernähren? Ab wann?

Schon wenn Sie vermuten, schwanger zu sein, sollten Sie Ihre Ernährung umstellen:

- Essen Sie mehr. Nehmen Sie häufige und kleine Portionen zu sich.
- Informieren Sie sich in der Protein-Zähltabelle (S. 51):
  Ca. 100 g Eiweiß sollte Ihre Nahrung enthalten.
- Verwenden Sie zum Salat-Anmachen und zum Braten Maiskeim-, Distel- oder Sonnenblumenöl wegen der mehrfach ungesättigten Fettsäuren.
- Benutzen Sie Jod-Fluor-Salz nach Geschmack.
- Nehmen Sie etwa einen Liter Milch pro Tag zu sich (falls keine Milch-Unverträglichkeit vorliegt), insgesamt ca. zwei bis zweieinhalb Liter Flüssigkeit.
- Essen Sie wöchentlich drei bis vier Eier. Bei Schwangerschaftsbeschwerden dürfen es auch mehr sein.
- Achten Sie darauf, folsäurehaltige Nahrungsmittel zu essen (S. 36). Folsäure sollten Sie zusätzlich in Tablettenform nehmen (5 mg pro Tag).
- Essen Sie täglich frisches Gemüse und Obst (S. 36).

Gut wäre es, sich bereits einige Monate vor einer geplanten Schwangerschaft vollwertig zu ernähren, um Mangelerscheinungen gar nicht erst aufkommen zu lassen. Und am besten wird es Ihnen und Ihrer Familie ergehen, wenn Sie sich überhaupt auf Vollwerternährung umstellen.

*Warum soll ich schon zu Beginn der Schwangerschaft «soviel»
essen?*

Gerade in den ersten Wochen entsteht die Plazenta, der Mutterkuchen. Jetzt entscheidet sich, wie viele Gefäßverbindungen als Ver-
sorgungsverbindung zwischen Mutter und Kind entstehen und
wie groß diese Gefäße werden. Je mehr Gefäße (Spiralarterien)
wachsen und je besser ihre Qualität ist, um so besser wird das
Baby versorgt, um so größer wird meist auch die Plazenta. Sie bestimmt auch die Menge der schwangerschaftserhaltenden Hormone, die von ihr produziert werden. Dieses Wachstum kann nur
dann optimal erfolgen, wenn genug Nährstoffe im Blut der Mutter
gelöst sind. (S. 39)

*Ich habe aber gelesen, daß der Kalorienverbrauch erst im letzten
Drittel der Schwangerschaft steigt und auch nur um etwa
300 kcal.?*

Mit Pauschal-Kalorienangaben wird man keiner Schwangeren ge-
recht: Eine Mutter, die sich den ganzen Tag ausruhen kann, hat
natürlich einen anderen Kalorienbedarf als eine, die etwa Haus-
halt, Kinder und Beruf zusätzlich zur Schwangerschaft meistern
muß. Als Erfahrungswert bei leichter Tätigkeit sind etwa 600 kcal.
zusätzlich zum normalen Tagesbedarf zu veranschlagen. Stark be-
lastete, aktive werdende Mütter brauchen mehr Kalorien, Eiweiß
und Vitamine. Sie sollten ihrem Appetit entsprechend vollwertig
essen. (S. 35 ff.)

*Wieso genügt es nicht, Vitamine einzunehmen und ansonsten zu
versuchen, mit Eiweißdrinks schlank zu bleiben?*

Die Vitamine als Mikronährstoffe können nur wirken, wenn genug Baustoffe und Brennstoffe zur Verfügung stehen. So sind Aminosäuren, aus denen Eiweiß besteht, die Hauptbausteine der kind-

lichen Zellen, seien es Blutkörperchen, weiße Zellen des Immunsystems, Nervenzellen oder Muskelzellen. Fehlen nun Vitamine der B-Gruppe, können die Aminosäuren nicht richtig als Bausubstanz genutzt werden. Fehlen Kalorien, werden Aminosäuren zur Energiegewinnung für die Mutter herangezogen und der Zellbildung beim Baby entzogen. (S. 37)

Was ist dran an dem Satz «Das Ungeborene nimmt sich, was es braucht?»

Er stimmt nicht. Mutter und Kind stellen zwei physikalische Systeme dar, wobei die Mutter den Pool bildet, aus dem das Kind schöpft. Die Bedürfnisse des Kindes werden nicht zuerst befriedigt. Das ist aus Tausenden unfreiwilliger Diäten während der Schwangerschaft bewiesen. In Kriegs- und Notzeiten steigt die Rate der fehlgebildeten, kranken, untergewichtigen und frühgeborenen Säuglinge drastisch an, wenn die Ernährung der Schwangeren nicht mehr optimal gewährleistet war. Diese falsche Aussage wird oft dann zitiert, wenn kleine zarte Frauen große schwere Babys bekommen. Forscht man aber nach, wie die Mutter sich in der Schwangerschaft verhalten hat, stößt man immer wieder auf die Faktoren «gute Ernährung» und «psychisches Wohlbefinden». Körperliche Ruhe scheint dagegen nicht so wichtig zu sein. (S. 37 ff., 122)

Welche Gewichtszunahme ist nun «richtig»?

Im Durchschnitt nehmen Schwangere, die eine gesunde, durch keine Diät begrenzte Nahrung essen, etwa 17–18 kg zu. Hier gelten aber keine strengen Regeln, ebensowenig wie über die zeitliche Verteilung der Zunahme. Nur wenige Babys halten sich mit ihrem Wachstum an die oft beschriebene Drittel-Regel, so daß ihre Mütter im ersten Schwangerschaftsdrittel nichts, im zweiten ein Drittel und in den letzten drei Monaten zwei Drittel der Gesamtgewichtszunahme zulegen. Sehr zarte Frauen zum Beispiel, die nach dem Schwangerschaftstest anfangen, regelmäßig gesunde Mahlzeiten zu essen, können durchaus schon ab dem ersten Monat zwei bis vier Kilo pro Monat zunehmen. Diese Zunahme ergänzt die vorher leeren Energie- und Vitaminspeicher der Mutter. Zum Teil sind die zusätzlichen Kilos eine gesunde Wasservermehrung durch die Schwangerschaftshormone.

Andere Frauen, die sich immer gesund ernährten, haben in den ersten Wochen eventuell weniger Appetit und nehmen wirklich erst im vierten Monat zu. Häufig trifft das auch auf Frauen zu, die schon vor der Schwangerschaft etwas korpulent waren. Hauptsache, Qualität und Quantität der Nahrung stimmen. (S. 110 ff.)

Warum wird bei den Vorsorgen immer gewogen?

Diese Vorgaben richten sich nach der veralteten Vorstellung, Gestose entstehe durch Fett- und Wasseransammlungen im Gewebe der Schwangeren. Mit dieser irrigen Auffassung wurde noch vor zwanzig Jahren begründet, werdende Mütter hungern zu lassen, Appetitzügler zu geben und Wasser mit Tabletten (Diuretika) aus dem Körper zu treiben. Diese schädlichen «Therapien» sind erst vor etwa zehn Jahren aus allen gynäkologischen Praxen gestrichen.

Hier wurden Ursache und Wirkung verwechselt: den Müttern ging es immer schlechter aufgrund der «Therapie», nicht aufgrund der «Gestose»! Die Therapie besteht in kalorienreicher, vitaminreicher und eiweißreicher Ernährung ohne Salzeinschränkung. (S. 97 ff.)

Warum haben Ärzte ein bestimmtes Schema über Gewichtskontrolle im Kopf?

Ernährungslehre ist im Stundenplan der Medizinstudenten immer noch nicht vorgesehen. Daher wissen sie es nicht besser, wenn sie sich nicht vom Elternhaus beeinflußt selber vollwertig ernähren. Viele Schulmediziner neigen dazu, sich eher auf ihr erlerntes Wissen von Schwangerschaftsbeschwerden und Frühgeburt zu verlassen. Den Wert gesunder Ernährung zur Vorbeugung von Gesundheitsstörungen und Schwangerschaftskomplikationen müssen sie erst kennenlernen.

Industrie und Forschung sind eher an der Therapie kranker Schwangerer interessiert als daran, die Erkrankung zu verhindern. So ist etwa die Erkenntnis, daß Schwangere mehr Salz brauchen, schon im Jahre 1958 bewiesen worden und aus der Tiermedizin schon jahrzehntelang bekannt. Dennoch wird bis heute Schwangeren zu salzarmer Kost und nunmehr pflanzlichen Ausschwemmmitteln «auf Kräuterbasis» geraten. Auch viele andere Erkenntnisse aus der Ernährungswissenschaft haben sich noch nicht ausreichend verbreitet. (S. 102)

Ist ständige Zunahme immer ein gutes Zeichen?

Es kommt darauf an, was eine Frau gegessen hat. Leere Kalorien in Keksen und Schokolade und Softdrinks etwa machen nur dick und sollten möglichst vermieden werden. Sie wirken außerdem als Vitamin-B-«Räuber».

Wenn Sie Heißhunger auf Schokolade oder Kuchen haben, könnte ein Mangel an Magnesium, Kalium, Vitamin B oder einfach auch ein «Mangel an Zuwendung» bestehen. Das ist auch bei Nicht-Schwangeren der Fall. Überprüfen Sie, ob Sie in Situationen, in denen Sie sich einsam oder frustriert fühlen, zur Nußcreme greifen. Wenn der Hunger auf Süßes hartnäckig weiterbesteht, versuchen Sie, ihn mit Obst, Kompott, Trockenobst, Rosinen, Quarkspeisen und Vollkorngebäck zu stillen. Sie werden feststellen, daß Sie nach der Umstellung auf gesunde Ernährung viel weniger Süßes brauchen.

Die Gewichtszunahme wird auch von den Wassereinlagerungen bestimmt. Die Menge variiert von Frau zu Frau sehr stark.

Eine Frau, die sich gesund ernährt (Eiweiß, Salz, genug Kalorien), braucht sich um die Gewichtszunahme keine Sorge zu machen (S. 16).

Welche Vitamine werden in der Schwangerschaft vermehrt benötigt?

Ißt die Schwangere genug Kalorien, Eiweiß und Salz, ist das Wachstum des Babys abhängig davon, ob sie genug Vitamin B 1, B 2 und B 6, Magnesium und Eisen zu sich nimmt. Vitamin B ist in Vollkornprodukten, Müsli, Haferflocken, Hülsenfrüchten, Schweinefleisch und Milch enthalten (S. 36). Es gibt aber auch Tabletten als Ausgleich, wenn es etwa der werdenden Mutter zu Beginn der Schwangerschaft übel ist und sie noch nicht viel vollwertige Nahrungsmittel essen kann. Das Ziel ist aber immer, möglichst bald Tabletten durch gute Ernährung abzulösen.

Magnesium ist ähnlich wie Kalium und Folsäure in Salaten, Gemüsen und Obst enthalten. Auch hier gibt es Tabletten oder Brausetabletten, die eine Frau bei besonderen Verlusten wie starkem Schwitzen oder Durchfall einnehmen sollte.

Kartoffeln sind übrigens Vitaminbomben. Eine Kartoffel enthält alle B-Vitamine, Folsäure, Kalium und siebenmal soviel Vitamin C wie ein Apfel. Ähnlich verhält es sich mit frisch zubereiteten Kohlsorten und Karotten. (S. 36, Rezepte S. 80 ff.)

Vor zuviel Salz wird doch immer gewarnt?

Auch diese Ansicht kann so nicht pauschal vertreten werden. Es gibt Personen mit hohem Blutdruck, die sehr positiv darauf reagieren, wenn sie weniger Salz essen. Meist jedoch entsteht hoher Blutdruck aus einer Kombination von Streß, Bewegungsmangel und Übergewicht. Besteht dazu noch ein Mangel an Kalium, Kalzium, Magnesium und ungesättigten Fettsäuren in der Nahrung, entgleist das Hormonsystem, das den Druck in den Blutgefäßen regelt. Auch sogenannte Antioxidantien wie Vitamin A, Vitamin C und Vitamin E, die besonders in frischen Salaten, Obst und Gemüse enthalten sind, stabilisieren den Blutdruck. Diese Faktoren sind bei Schwangeren genauso wirksam. Schwangere brauchen außerdem mehr Salz, weil sich die Menge ihres Körperwassers enorm vergrößert. Nur wenn der Blutdruck nachweislich durch das im Salz enthaltene Natriumchlorid steigt, sollte man auf andere Natrium-Verbindungen ausweichen, wie zum Beispiel Natronsalz (Natriumbikarbonat).

Was ist mit dem Cholesterin, wenn ich fast jeden Tag ein Ei essen soll?

Schwangere benötigen mehr Cholesterin, weil daraus die Plazentahormone gebildet werden, die ihrerseits das Wachstum des Mutterkuchens steuern. Der Hormonspiegel wird in der Spätschwangerschaft ja auch gemessen. Er erlaubt Rückschlüsse auf die Funktion der Plazenta: Je größer und funktionsfähiger die Plazenta, um so mehr Hormone werden ausgeschüttet. Das klappt aber nur, wenn genug Cholesterin, Eiweiß und Vitamine aufgenommen werden.

Erhöhtes Cholesterin im Blut ist auch bei Nicht-Schwangeren eher ein Zeichen von Unterversorgung mit Vitaminen und Spurenelementen als von «zuviel Fett» in der Nahrung. (S. 36 ff.)

Ich bin schon in der 17. Woche schwanger und habe abends Ödeme. Mein Blutdruck ist 130/80. Muß ich Komplikationen befürchten?

Sie sollten unbedingt Ihren Speiseplan bewußter zusammenstellen. Essen Sie jeden Tag Milchprodukte, Fleisch, Eier und Vollkornbrot. Salzen Sie nach Geschmack. Frische Salate und Gemüse versorgen Sie mit Vitamin C und Vitamin E. Sie werden dann das zuviel eingelagerte Gewebswasser ausschwemmen. Ihr Blutdruck wird wahrscheinlich schon durch die Stoffwechselverbesserung sinken. Wenn Sie bei der Blutdruckkontrolle in der Arztpraxis Angst haben, lassen Sie ihn zunächst zu Hause oder in einer Apotheke messen und notieren Sie ihn. Sollte er auch dann nicht sinken oder weiter ansteigen, müssen Sie Ihren Gynäkologen daraufhin ansprechen.

Da Sie Medikamente möglichst meiden sollten, könnten Sie auch «natürliche» Wege finden, um den Streß zu bekämpfen. Urlaub, Krankschreibung, Gespräch mit dem Partner oder ein Hobby lassen den Blutdruck oft effektiver sinken als die sogenannte «Bettruhe» im Krankenhaus mit einer Dauermanschette um den Arm. (S. 102)

Meine Apothekerin empfahl mir Brennesseltee, weil ich in der Schwangerschaft geschwollene Hände und Füße habe. Wieviel Tassen kann ich davon täglich trinken?

Auch Kräuterzubereitungen wie Brennesseltee oder grüner Hafertee sind stark ausschwemmende Mittel. Sie sollten wie die pharmazeutisch hergestellten Medikamente während der Schwangerschaft nicht genommen werden. Bei vollwertiger Ernährung, bei der sich die Mutter wohl fühlt und das Baby gut wächst, sind Ödeme zum Ende der Schwangerschaft hin ein gutes Zeichen. Krankhafte Wassereinlagerungen deuten auf Mangelernährung hin und können durch Ernährungsumstellung weitgehend korrigiert werden. (S. 100 ff.)

Mein Arzt hat festgestellt, daß mein Baby um etwa zwei Wochen im Wachstum zurück ist. Er konnte mir aber nicht sagen, woran das liegt. Was soll ich tun?

Sie sollten die Situation ernst nehmen und schnellstens Ihre Ernährung umstellen. Trinken Sie alle ein bis zwei Stunden ein kleines Glas Milch. Essen Sie jeden Tag ein Ei und Fleisch. Wenn

Sie eine Abneigung gegen Fleisch haben, sollten Sie Ihren Bedarf an Eiweiß und Vitamin B mit Tofu, Joghurt, Seefisch, Nüssen und Pilzen decken. Nehmen Sie täglich frischgepreßte Apfelsinen, Äpfel, Paprika und eine Kohlsorte (eventuell auch tiefgekühlt) zu sich. Versuchen Sie, mehr Ruhepausen einzulegen. Sie werden erleben, wie Ihr Bauch wächst und das Baby lebhafter wird. Beim nächsten Ultraschall wird es sicher gewachsen sein. Haben Sie diese Notsituation gemeistert, halten Sie sich unbedingt weiterhin an den Ernährungsplan (S. 34).

Meine Mutter hatte eine «Schwangerschaftsvergiftung», und ich kam im 8. Monat viel zu leicht zur Welt. Nun bin ich in der 10. Woche schwanger. Muß ich befürchten, daß das Risiko vererbt wird?

Ja, die Neigung zu einer bestimmten Form der Gestose, der sogenannten immunologisch bedingten, wird vererbt. Weitergegeben als Familientradition wird jedoch auch die Art der Ernährung und das «Bild» von der schwangeren Frau. Jetzt ist es Zeit, Ihr Frauenbild zu hinterfragen: Inwieweit können Sie gesunde Ernährung und Gewichtszunahme für sich akzeptieren? Welche Ängste stehen dem entgegen? Fürchten Sie, daß Ihr Partner oder Ihre Mutter Sie als zu dick nicht akzeptieren? Dann versuchen Sie, mit ihnen zu reden. Sagen Sie, wie wichtig dies für Sie ist. Können Sie sich bei einer Freundin oder Hebamme Unterstützung suchen?
Essen Sie nach dem Ernährungsplan (S. 34). Versuchen Sie, familiären Streß abzubauen! Dann bekommen Sie ein vollausgetragenes, schweres Baby. (S. 37 ff.)

Ich bin in der 26. Schwangerschaftswoche. Bei der Vorsorgeuntersuchung ist in meinem Urin Zucker festgestellt worden. Nun soll bei mir ein Blutzucker-Belastungstest gemacht werden. Muß ich für mein Baby etwas befürchten? Es ist bisher sehr gut gewachsen.

Ein leicht erhöhter Zuckergehalt im Urin braucht Sie noch nicht zu beunruhigen. Ernähren Sie sich vor dem Belastungstest (wie immer) gesund. Dem Baby schadet etwas mehr Zucker viel weniger als zuwenig davon. Lassen Sie sich nicht zu Medikamenten drängen, ohne ausführlich beraten zu werden. Versuchen Sie sich vollwertig und mit möglichst wenig Zucker zu ernähren.

Frauen mit leicht erhöhtem Blutzucker haben oft große Babys, die aber nicht zuckerkrank sind. (S. 50)

Bei mir ist in der 10. Woche eine Zwillingsschwangerschaft festgestellt worden. Ich habe ein bißchen Angst, ob ich zwei ungeborene Babys ernähren kann. Man hört doch soviel von Frühgeburten bei Zwillingen. Was kann ich dagegen tun?

Gut, daß Sie schon wissen, daß Sie zwei Babys erwarten. Nun sollten Sie Ihre Ernährung darauf einstellen. Sie brauchen ca. 1200 kcal. mehr, um die zwei zu versorgen. Das sind ungefähr 3200 kcal. bei «ruhiger» Gangart. Darin sollten mindestens 120 g Eiweiß enthalten sein (S. 35). Wenn Sie sich gesund ernähren, wird Ihre Plazenta bis zur Geburt voll leistungsfähig bleiben. Sie brauchen zumindest aus diesem Grund dann keine Sorge zu haben, daß die Babys zu früh geboren werden. Wahrscheinlich ist auch kein Kaiserschnitt nötig.

Das wichtigste ist jetzt, sich ein ganz dickes Fell anzulegen! Lassen Sie sich nicht einreden, daß Sie nur wegen der Zwillinge ein großes Risiko hätten. Das Risiko besteht eher, wenn Sie nicht genug essen und die Kinder unterversorgt werden.

Sie werden wahrscheinlich sehr viel zunehmen, etwa 50 bis 60 Pfund. Das ist normal und gesund. Sichern Sie sich Unterstützung bei Zwillingsmüttern, die eine gesunde Schwangerschaft hinter sich haben. Die «Gestose-Frauen» können Ihnen Ansprechpartner vermitteln.

Wahrscheinlich werden Sie viel Zeit mit Einkaufen, Kochen und Essen verbringen, aber es lohnt sich! (S. 115)

Als ich vor fünf Jahren mit meiner Tochter schwanger war, hatte ich eine schwere Gestose und lag acht Wochen im Krankenhaus. Nun möchte ich gerne wieder schwanger werden, habe aber Angst, daß ich das noch mal durchmachen muß. Wie groß ist das Risiko?

Zuerst müßten Sie von einem Internisten abklären lassen, ob Sie – vielleicht schon damals – an einer Hochdruck- oder Nierenerkrankung litten bzw. jetzt leiden. Durch Nährstoffmangel hätte es dann zu einer «Pfropfgestose» kommen können. Ihr Internist kann Ihnen nach einigen Untersuchungen Auskunft darüber geben. Wahrscheinlich war jedoch Mangelernährung die Ursache für die Gestose. So können Sie ganz unbesorgt sein, wenn Sie sich ausreichend und gesund ernähren. Lassen Sie sich in der Schwangerenvorsorge besonders sorgfältig betreuen. (S. 96 ff.)

Ich leide jetzt in der Schwangerschaft noch mehr als sonst unter meiner Blutarmut. Ständig bin ich müde und mir wird leicht schwindlig. Eisentabletten vertrage ich schlecht. Was könnte ich dagegen tun?

Eisen ist in magerem Fleisch, Spinat, Kohl, Schwarzwurzeln, frischen Pilzen, Himbeeren, Hirse, Vollkorn, Hülsenfrüchten und Pumpernickel enthalten. Vitamin C, etwa in Orangensaft, läßt das Spurenelement noch leichter von den Darmzellen aufnehmen. Wenn Sie reichlich von den aufgezählten Lebensmitteln essen, brauchen Sie gar keine Eisentabletten. Diese werden von den meisten Leuten schlecht vertragen. Frauen, die vor der Schwangerschaft eine Spirale als Verhütungsmittel benutzten oder starke Menstruationsblutungen hatten, sollten ihren Eisenpool täglich «füllen».

Wenn Sie viel von den eisenhaltigen Nahrungsmitteln essen, nehmen Sie damit gleichzeitig Folsäure, Vitamin B und Magnesium zu sich. Alle Nährstoffe und Vitamine zusammen werden Ihre Beschwerden bald bessern. Zusätzlich sollten Sie versuchen,

30

Ihren Kreislauf mit etwas Bewegung wie Spazierengehen, Radfahren oder Schwimmen aufzupeppen. Schwarzen Tee sollten Sie meiden, weil er die Eisenaufnahme aus den Darmzellen ins Blut behindert. Aus diesem Grund sollten Sie auch Kaffee erst etwa zwei Stunden nach einer eisenhaltigen Mahlzeit trinken. (S. 61)

Ich bin in der 13. Woche schwanger und etwas rundlich. Mein Frauenarzt sagt, ich muß jetzt Kalorien zählen. Was halten Sie davon?

Nützlich wäre es nur, wenn Sie sich durch eine längere Diät an eine geringere Menge Kalorien gewöhnt hätten! Als Experiment sollten Sie ein oder zwei Tage wirklich zählen, ob Sie auf einen Grundumsatz von etwa 2600 kcal. kommen. Weniger sollten es nicht sein. Wenn Sie Sport treiben oder sich trotz Schwangerschaft in viele Aktivitäten stürzen, brauchen Sie entsprechend mehr Kalorien als vorher. Essen Sie nach Appetit, aber möglichst vollwertige Nahrung. (S. 49)

Darf ich Kaffee trinken?

Kaffee in Maßen (etwa zwei bis vier Tassen am Tag) schadet dem wachsenden Baby wohl nicht. In der Frühschwangerschaft ist vielen Müttern schon auf Kaffeegeruch hin übel. Danach wächst der Appetit auf eine dampfende Tasse meistens, was auch den Kreislauf morgens angenehm beleben kann. Kurz nach dem Essen getrunken, kann starker Kaffee die Eisenaufnahme behindern. Trinken Sie Ihre Tasse Kaffee daher etwa zwei Stunden später.

Wie sind die neuesten Erkenntnisse zu dem berühmten «Gläschen in Ehren» während der Schwangerschaft? Muß ich in der Frühschwangerschaft selbst auf ein halbes Glas Sekt verzichten?

Wenn es nur sein könnte, daß Sie schwanger sind, sollten Sie möglichst keinen Alkohol (mehr) trinken. Alkohol und seine Abbauprodukte stören die Entwicklung der Nervenzellen und ihre Vernetzung untereinander. Die Entwicklung der ungeborenen Babys und später der Kinder ist darum verzögert. Ihre Intelligenz liegt meist unter dem Durchschnitt. Öfter als Altersgenossen leiden sie an Krampfleiden oder Bewußtseinsstörungen. Außerdem werden Defizite im Sozialverhalten, bei Aufmerksamkeit, Konzentration und Muskelkoordination beobachtet. In schweren Fällen, bei der sogenannten Alkoholembryopathie, werden zusätzlich Mißbildungen im Bereich von Kopf und Gesicht der Kinder beobachtet.

Versuchen Sie, die in unserer Gesellschaft mit Alkohol verbundene Stimmung der Entspannung oder Freude durch harmlosen Ersatz zu imitieren. Tun Sie sich selbst etwas Gutes. Schenken Sie sich Aufmerksamkeit und scheuen Sie sich nicht, anderen zu signalisieren, daß Sie sie brauchen. Wenn Sie auf gesunde Drinks (Milchshakes, selbstzubereitete Fruchtsäfte, Kräutertees) umsteigen, werden Sie dies auch nach der Schwangerschaft beibehalten wollen.

Als Raucherin (etwa zehn bis zwanzig Zigaretten täglich) konnte ich in den ersten Schwangerschaftswochen nicht einmal eine Zigarette anschauen, ohne daß mir übel wurde. Jetzt ist das erste Schwangerschaftsdrittel geschafft und die Lust auf die Kippe meldet sich wieder. Soll ich, oder soll ich nicht?

Sie sollten, wenn Sie es irgendwie schaffen, nicht. Erstens hemmt das auch vom Kind inhalierte und von seinem Blutkreislauf aufgenommene Kohlenmonoxid seine Sauerstoffaufnahme. Das mindert sein Wachstum und das der Plazenta. Daher sind die Kinder von Raucherinnen meist leichter und werden etwas früher geboren. Zweitens bewirkt Nikotin, daß sich die Blutgefäße zusammenziehen. Das bedeutet: Weniger Sauerstoff kommt zu den Zellen. Um das auszugleichen, schlagen Ihr Herz und das des Kindes schneller. Dadurch wird wieder mehr Sauerstoff verbraucht. Drittens entsteht durch das Rauchen ein bedeutender Vitaminmangel, besonders an den Vitaminen B, Folsäure, Vitamin C und Vitamin E. Das sind gerade die Mikronährstoffe, die Sie in der Schwangerschaft dringend brauchen (Koch, 1992, S. 2). Und letztens macht Rauchen appetitlos. Die Kippe verhindert also schon vor dem Essen, daß Sie sich gut ernähren.

Mich wundert, daß ich täglich Fleisch essen soll, obwohl man liest, daß es Krankheiten übertragen kann?

Tatsächlich können durch Fleisch Trichinen und Toxoplasmen übertragen werden. Diese Erreger sterben durch Erhitzen auf über 70 Grad nach zehn Minuten ab. Daher sollten Sie gerade in der Schwangerschaft kein rohes Fleisch essen und statt Tatar gebratene Frikadellen wählen. Auch die Frage, ob der sogenannte Rinderwahnsinn (BSE, Bovine Spongiforme Encephalopathie) nun durch Genuß von Fleisch auf den Menschen übertragen werden kann, ist nicht endgültig geklärt. Der britische Verbraucherverband etwa warnt die Bevölkerung davor, Rindfleisch zu essen. Die Hormone und Antibiotika, die viele Tiere erhalten, sowie die Massenhaltung sind auch ohne BSE-Gefahr Grund genug für viele Menschen, wenig oder gar kein Fleisch zu essen. (S. 35, 45)

Ich esse aus Überzeugung kein Fleisch. Wird das meinem Baby schaden?

Wenn Sie sich mit Milch(produkten), Eiern, Vollkorn und Gemüse vollwertig ernähren, ist Fleisch kein Muß. Dem Fleisch wird von früher her oft noch ein mystischer Wert zugeschrieben. Es galt als «ein Stück Lebenskraft». Doch können seine Nährstoffe zum Teil ersetzt werden. Eisen ist in Spinat, Wurzelgemüse, Kohl und Getreide enthalten; Eiweiß und Vitamin B in Milchprodukten, Nüssen, Getreide und Hülsenfrüchten. (S. 45)

Kapitel 4 *Der Ernährungsplan*

Was ist gesunde Ernährung während der Schwangerschaft?

So wie Sie interessieren sich die meisten Frauen gerade während der Schwangerschaft sehr für gesunde Ernährung. Über Ernährung Bescheid zu wissen, ist nicht schwer.

Sie wissen sicher, daß es die drei Hauptnährstoffe Eiweiß, Fett und Kohlenhydrate gibt. Nur wenn Sie genug davon zu sich nehmen, kann Ihr Körper den Zellumbau, den Zellaufbau und den Abtransport aller Abfallstoffe leisten.

Fette

Dabei liefert Fett hauptsächlich Energie. Ein Gramm Fett entspricht 9,1 kcal. Fett kennen Sie aus Butter, Margarine, Wurst, Käse, Nüssen und Öl. Fette bestehen aus Glycerin und Fettsäuren. Dabei sind die mehrfach ungesättigten Fettsäuren lebensnotwendig und müssen mit der Nahrung zugeführt werden. Reich an diesen wertvollen Fettsäuren sind z. B. Seefische, Pflanzenöle, Keimöle, Avocados und Nüsse.

Ein hoher Anteil an mehrfach ungesättigten Fettsäuren stabilisiert das hormonelle Gleichgewicht, das die Weitstellung der Adern im Mutterkuchen regelt. Diese Fettsäuren werden auch speziell für den Aufbau neuer Zellen benötigt. Besonders die Nervenzellen sind darauf angewiesen. Aber auch die Elastizität der roten Blutkörperchen, die wiederum für die Sauerstoffzufuhr wichtig ist, hängt vom ausreichenden Angebot an mehrfach ungesättigten Fettsäuren ab. Wichtig ist, daß Sie zu fetthaltigen Nahrungsmitteln genug Vitamin E zu sich nehmen, um die Fette vor dem «Ranzigwerden» (Oxidieren) zu schützen.

Kohlenhydrate

Ein Gramm Kohlenhydrate oder Eiweiß bringt es auf 4 kcal. Kohlenhydrate gelten wie Fette eher als Brennstoffe zur Energiegewinnung. Chemisch sind es Einfach-, Zweifach-, Mehrfach oder Vielfachzucker. Sie kennen sie in Form von Zucker, als Stärke etwa in Getreide, in Kuchen und Süßigkeiten, aber auch in Obst als Fruchtzucker. Sie werden vom Organismus in Glukose als Untereinheit der Stärke gespalten. Sie sind also vor allem dafür verantwortlich, daß der Blutzuckerspiegel im Körper stimmt. Zu jeder gesunden Ernährung gehört es, daß Sie Kohlenhydrate in Form von Obst, Gemüse, Kartoffeln und Vollkornprodukten zu sich nehmen. Diese Nahrungsmittel sind auch reich an den Vitaminen A, B, E, Mineralien und Ballaststoffen. In der Schwangerschaft sollten Sie wie sonst auch Weißmehlprodukte, Kekse, Bonbons und gezuckerte Getränke meiden.

Eiweiß

Eiweiß, auch Protein genannt, ist Baustoff für alle Zellen. Menschliches Erbgut besteht ebenso aus Eiweiß wie die winzigen Teile, aus denen eine Zelle zusammengesetzt ist und die sie funktionieren lassen. Die meisten Hormone, Bindegewebe, Muskeln, Stützgewebe wie Knorpel und auch Knochen bestehen zum Großteil aus Eiweiß.

Dieser wichtige Baustoff umfaßt 20 Aminosäuren. Davon kann der menschliche Körper zwölf selbst herstellen. Die anderen acht müssen täglich mit der Nahrung zugeführt werden. Je mehr essentielle Aminosäuren ein Nahrungsmittel pro 100 g enthält, um so biologisch hochwertiger ist es für den Organismus (Koch 1992, S. 24).

Hochwertiges Eiweiß ist enthalten in Milch, Quark, Eiern, magerem Fleisch, Fisch, Getreide, Hülsenfrüchten, Nüssen und auch Kartoffeln.

In der Schwangerschaft brauchen Sie wegen des gewaltigen Zellaufbaus etwa doppelt soviel hochwertiges Eiweiß wie sonst. Das können Sie leicht erreichen, indem Sie mehr von den eiweißhaltigen Nahrungsmitteln essen und sie außerdem kombinieren. Wenn Sie etwa Quark und Kartoffeln, Getreideflocken und Milch, Fleisch und Kartoffeln zusammen essen, kommen Sie zu besonders «hochwertigen» Zusammensetzungen. In den aufgezählten eiweißhaltigen Nahrungsmitteln ist auch reichlich Vitamin B, Folsäure, Vitamin E, Kalzium, Kalium und Magnesium enthalten.

Vitamine und Folsäure

Vitamin B und Folsäure sind notwendig, um Eiweiß richtig zu verstoffwechseln (Ärzte-Zeitung, 19.7.95). Fehlen diese Vitamine, kommt es zu Aufrauhungen an den Wänden der Blutgefäße. An diesen Einrissen bleiben Blutplättchen hängen und verstopfen die Adern. So gelangt weniger Sauerstoff zu den Zellen. Ist das Blutgefäß ganz mit Blutplättchen ausgefüllt, spricht man von einer Thrombose, einem Verschluß der Ader, und auf das umliegende Gewebe bezogen von einem Infarkt. Nun gelangt kaum Sauerstoff in das Gefäß, das normalerweise dieses Gebiet versorgt. Das kann auch ein Teil der Plazenta sein.

Dazu passen Beobachtungen, die Forscher zum Ernährungsverhalten von Schwangeren gemacht haben. Professor Dr. Klaus Pietrzik bewies, daß Frauen, die in der Frühschwangerschaft zuwenig Folsäure und Vitamin B zu sich nahmen, sehr viel häufiger Fehlgeburten wegen Plazentainfarkten erlitten.

Einflüsse der Ernährung

Plazentawachstum

Schon zu Beginn der Schwangerschaft entsteht die Plazenta (Mutterkuchen). Wie groß sie wird, was sie alles leisten kann und wann ihre Leistungskraft erschöpft ist, hängt von der Anlage in den ersten Wochen ab. Der Mutterkuchen besteht an seiner Unterseite aus unzähligen kleinen Gewebezapfen, den Zotten. Durch die äußerste Zellschicht dieser Gewebezapfen werden aus dem mütterlichen Blut Sauerstoff und Nährstoffe aufgenommen. Je mehr vollwertige Nährstoffe am Anfang der Schwangerschaft zugeführt werden, um so besser verankern sich meistens Gewebe und Gefäße des Mutterkuchens in der Gebärmutter, um so größer ist die Austauschfläche für Sauerstoff und Baustoffe zum Embryo hin. Das hormonelle Gleichgewicht, das seine Versorgung regelt, spielt sich ein.

Fehlgeburten und Schwangerschaftsvergiftung

Ein Ungleichgewicht zwischen den beiden Botenstoffen Thromboxan und Prostaglandin scheint mit eine Rolle zu spielen, daß sich die Plazentagefäße verengen, wie es auch bei einer Gestose der Fall ist. Es gelangen weniger Sauerstoff und Nährstoffe zum Kind. Das Baby bleibt meistens im Wachstum zurück. Aber auch die Plazenta selber wird dabei schlecht durchblutet. Sie altert früher, ihre Gefäße verstopfen oder verkalken. Schlimmstenfalls kann sich ein Teil des Mutterkuchens vorzeitig ablösen.

Frauenärzte wie Privatdozent Dr. Peter Bung aus Bonn sehen einen Zusammenhang zwischen Fehlgeburten sowie vorzeitiger Plazentaablösung und einem Folsäuremangel. Bung vertrat auf einer Ärzte-Fortbildungsveranstaltung in Offenbach die Ansicht, daß durch Folsäure die Qualität von Eizelle, Embryo und Gebärmuttergewebe gesteigert wird. Die Chancen für ein erfolgreiches Einnisten des Embryos steigen (Ärzte-Zeitung, Nr. 13, S. 14, 24.1.96). Sie können also etwas dafür tun, daß sich Ihre Plazenta gut entwickelt und lange funktionieren kann und daß das Baby gut wächst. Folsäure wird seit Januar 1996 von den meisten Frauenärzten den Schwangeren verschrieben, wenn auch in zu geringer Dosis.

Mißbildungen

Folsäure kann noch mehr: Die normale Entwicklung des sogenannten Neuralrohres, aus dem Gehirn und Rückenmark entstehen, ist extrem von Folsäure abhängig. Sie beeinflußt den Aufbau von Eiweißkörpern, den Nukleinsäuren. Hat die Mutter zuwenig Folsäure im Blut, formieren sich die Zellen nicht so, wie sie sollten. Es können Spaltbildungen im Rückenmarkskanal des Embryos entstehen (Neuralrohrdefekte, Spina bifida), die auch die abgehenden Nerven und Muskeln beeinflussen. Ernähren sich die Mütter solcher Kinder zu Beginn der nächsten Schwangerschaft mit ein bis vier Milligramm Folsäure pro Tag, gebären sie gesunde Babys ohne Mißbildungen, erklärte der Zürcher Kinderarzt Professor Dr. David Shmerling auf einem Kinderärztlichen Kolloquium in der Deutschen Klinik für Diagnostik in Wiesbaden im Februar 1996.

Früh- und Totgeburten

Ist der Start für die einsprossenden Zellen in der Gebärmutter schlecht, versucht die Plazenta die Mangelversorgung zu überbrücken, indem sie in kürzerer Zeit immer mehr neue Zellen herstellt. Durch die «Akkordarbeit» entstehen jedoch Zellen schlechterer Qualität. Sie altern schneller. Ihre Energiereserven sind vor der 40. Schwangerschaftswoche aufgebraucht. Sie stellen nicht genug schwangerschaftserhaltende Hormone, wie etwa Progesteron, her. Mit sinkendem Hormonspiegel setzen Wehen ein, es kommt zur Frühgeburt. Diese Zusammenhänge zeigen sich vor allem in Kriegszeiten. So berichten Ärzte aus Bosnien: «Aufgrund der einseitigen und vitaminarmen Ernährung sei die Zahl der sogenannten Mangelgeburten sprunghaft angestiegen. Vor dem Krieg habe die Frühgeburtenrate bei zwei bis drei Prozent gelegen. Inzwischen kämen etwa zwölf Prozent der Kinder zu früh auf die Welt.» (Ärzte-Zeitung, 22.9.1995, S. 12). Doch auch in Deutschland kommen jährlich etwa 48 000 Kinder vor der 37. Schwangerschaftswoche auf die Welt. Ein Drittel davon sind extrem klein, sie wiegen unter 1500 Gramm, berichtet Beatrice Bartsch in einer Reportage im «Deutschen Ärzteblatt» (6.10.1995). Zwar spielen hier auch Infektionen, Streß und psychische Probleme eine Rolle, doch der Appell, dem heranwachsenden Baby in Bezug auf Ernährung keine «leeren Regale» wie im Krieg anzubieten, kann nicht deutlicher sein.

Wie Beatrice Bartsch im «Deutschen Ärzteblatt» weiter schreibt, überleben heute 90 Prozent dieser Kinder zwischen 1000 und 1500 Gramm. Sie fragen sich jetzt sicher, warum Sie so gut essen sollen, wenn die sehr kleinen Frühgeborenen doch fast alle überleben. Das Geburtsgewicht ist aber sehr wichtig: Es bestimmt auch die Entwicklung der Nervenzellen, ihre Fähigkeit, genug Sauerstoff und Zucker aus dem Blut aufzunehmen. Professor Dr. Albani, Chef der Kinderklinik von den Dr. Horst-Schmidt-Kliniken Wiesbaden, sagte auf einer Fortbildungsveranstaltung, daß ein ausgereiftes, bis zum Termin ausgetragenes Baby die Reserven hat, einen kurzfristigen Sauerstoffmangel während der Geburt unbeschadet zu durchstehen. Diese kurzfristige Phase des Sauerstoffmangels kommt in der letzten Phase einer Geburt in vielen Fällen vor, auch wenn die Entbindung normal vorangeht. Die Hirnzellen des ausgetragenen Babys könnten jedoch genug Sauerstoff und Nährstoffe speichern, um davon in einer Notsituation zu zehren.

Anders als beim Erwachsenen hätten sie noch ein Reparaturpotential. Die Zellen eines sehr unreifen Babys hätten diese Fähigkeit meistens nicht. Es komme zu Zellschäden, zum Absterben von Nervenzellen oder zu Blutungen in das Hirngewebe. Eine Folge könne die «spastische Zerebralparese» (Lähmung mit Muskelkrämpfen) sein.

Diesen Zusammenhang kennt jede Hebamme. Und eine Studie, die das bestätigt, ist fast 30 Jahre alt und umfaßte 32 000 Geburten («Collaborative Study of Cerebral Palsy», National Institute of Health in Bethesda). Dabei wurden die Plazenten gewogen und in Beziehung zum Geburtsgewicht des Babys gebracht. Es gab drei Gruppen:

In der Gruppe, in der die Plazenten nur 200 bis 400 Gramm wogen, hatte fast ein Viertel der Babys ein Geburtsgewicht von unter 2500 Gramm. Sie waren also eindeutig zu leicht.

In der zweiten Gruppe wogen die Plazenten 400 bis 600 Gramm. Der Anteil der zu leichtgewichtigen Kinder sank auf unter drei Prozent.

Wenn der Mutterkuchen über 600 Gramm wog, war der Anteil der zu dünnen Babys mit 0,5 Prozent zu vernachlässigen.

Hyperaktivität und Lese-/Rechtschreibschwäche

Mangelernährung verursacht auch kleinere Schäden an Hirnnervenzellen. Da sie sich als Ungeschicklichkeit, Hyperaktivität oder Unkonzentriertheit oft erst im Kindergartenalter bemerkbar machen, bringen die Eltern dieses Verhalten ihrer Kinder meist nicht mit einer belasteten Schwangerschaft in Verbindung. Oft ist es schwierig, hier zwischen Umwelteinflüssen, Streß, beengten Wohnverhältnissen und Fehlernährung zu differenzieren. Der Arzt Dr. Benjamin Platt hatte bereits vor Jahren an 5000 trächtigen Ratten bewiesen, daß zuwenig Eiweiß und Kalorien beim Nachwuchs zu Störungen der Kleinhirnzellen führen. Die Tiere zeigten unkontrollierte, fahrige Bewegungen. Ihre Muskeln waren schwach, sie ermüdeten schnell (Platt, Benjamin in: World Rev. Nutr. Dietet., 13, 1971, S. 43). Je ausgeprägter die Mangelernährung, um so auffälliger waren die Tierbabys.

Doch es gibt noch mehr Folgen embryonaler Mangelernährung bei älteren Kindern: Die Nervenzellen eines Babys müssen in die richtige Hirnregion wandern und Kontakt zu bestimmten anderen Nervenzellen aufnehmen – nur so können wir normal lernen, lesen, schreiben, rechnen und zeichnen. Die Nervenzellen geben Botenstoffe aus Eiweiß ab, um gewünschte Partnerzellen anzulocken und in die richtige Richtung zu dirigieren. Schaffen es die Nervenzellen etwa aus Mangel an Sauerstoff oder Nährstoff nicht, ihren Kontaktpartner zu erreichen, bleiben sie am falschen Ort «liegen» oder schaffen falsche Verknüpfungen zu Zellen, mit denen sie nichts zu tun haben sollten. Diese These wird als eine der Ursachen der Lese- und Rechtschreibschwäche (Legasthenie) diskutiert, aber auch als Ursache anderer Teilleistungsschwächen (Mangel an räumlicher Vorstellung, Unfähigkeit zu rechnen, etc.).

Schwangerschaftsvergiftung

Der amerikanische Frauenarzt Dr. James Ferguson vermutete bereits 1950 einen Zusammenhang zwischen Ausgang einer Schwangerschaft und guter Ernährung. Er untersuchte alle Todesfälle von schwangeren Frauen in Mississippi und stellte fest, daß sie an der schwersten Ausprägung der Gestose, der Eklampsie, gestorben waren. Riesige Wasseransammlungen, die schließlich das Gehirngewebe zusammendrückten, waren bei ihnen wahrscheinlich aufgrund des Nährstoffmangels entstanden. Alle hatten in extremer Armut gelebt und sich fast keine Nahrung «leisten» können. Davon angespornt, interviewte der Frauenarzt 400 Schwangere, die zu Vorsorgen in das öffentliche Krankenhaus kamen, über ihre

Ernährungsgewohnheiten. Das Ergebnis: 94 Prozent von ihnen waren mangelernährt. Sie konnten sich kein Fleisch leisten, nur selten Milch und Eier. Dadurch nahmen sie viel zuwenig Eiweiß, Eisen, Vitamin B, Kalzium und Jod auf. Die Folge: Bei den über 1000 Entbindungen im Hospital kam es fast bei jeder fünften Schwangerschaft zu Gestose, in zahlreichen Fällen bis hin zur Eklampsie (vgl. Ferguson, New Orleans Med. Surg. J., 102, 460, 1950; Ferguson, J. Amer. Med. Assoc., 146, 1388, 1950).

Fergusons Schüler Dr. Tom Brewer sollte der Pionier der Ernährungstherapie gegen Gestose werden. Er erfuhr an seinen schwangeren Patientinnen, daß Eiweiß, Salz, viel Kalorien und Vitamin B alle Anzeichen der Gestose erheblich verminderten. Sein nächster Schritt war, ein «Ernährungs-Schulungsprogramm» mit vollwertiger Ernährung für Schwangere an einer geburtshilflichen Klinik zu etablieren, um eine Gestose von vornherein zu verhindern. Alle werdenden Mütter erhielten bei jeder Vorsorge und in wöchentlichen Ernährungsseminaren Ernährungsberatung. Das Thema Gewichtszunahme wurde nur erwähnt, um Schwangere zu ermuntern, genug zuzunehmen.

Der Ernährungsplan, nach dem das Team von Brewer vorging, zeigte einen Riesenerfolg. Zwei Drittel der betreuten Mütter waren Schwangere mit einem sehr hohen Risiko für eine «Stoffwechselstörung der Spätschwangerschaft», wie Brewer alle Formen der Gestose nannte. Viele waren Teenager aus der untersten sozialen Schicht, die ihr erstes Baby erwarteten. Die meisten stammten von ethnischen Volksgruppen ab, die zumindest als Einwanderinnen häufig eine Gestose entwickeln. Nach medizinischen Schätzungen hätte jede dritte oder vierte dieser Patientinnen eine Gestose bekommen müssen. Es waren jedoch nur 0,5 Prozent! Dieses Ergebnis war anscheinend nur auf den Ernährungsplan zurückzuführen, denn die Frauen hatten sonst keine medizinische Therapie oder andere Unterstützung erhalten.

Während Brewers Ergebnisse in den USA kaum beachtet wurden, wollte eine betroffene Mutter in Deutschland alles über seine

Arbeit wissen. Hatte sie doch selbst eine schwere Form der Gestose durchgemacht, und ihr Sohn war zu früh geboren worden. 1984 gründete Sabine Kuse aus Issum die Arbeitsgemeinschaft «Gestose-Frauen» e. V. (anfänglich P.E.T.S. Deutschland). Als Vorbild diente ihr die Selbsthilfegruppe «Pre-Eclamptic Toxaemia Society» (P.E.T.S) in England, die Dawn James initiiert hatte. Nach Brewers Ernährungstheorien und angelehnt an die Ernährungsrichtlinien der Amerikanerin Adelle Davis konnte Sabine Kuse viele Frauen in Deutschland erfolgreich beraten (siehe Selbstdarstellung S. 18). Diesen Plan möchte ich Ihnen nun vorstellen.

Der Plan
Was Sie täglich essen sollen, damit es Ihnen und
dem Baby gutgeht

1. Milch

Zwei bis vier Gläser Milch (ein halber bis ein Liter) jeder Art:
Vollmilch, Buttermilch, Kakao, Kefir, Shake, selbst gekochter
Pudding. Ein Glas Milch kann notfalls durch einen Joghurt ersetzt
werden. Milch versorgt Sie mit Eiweiß, Folsäure, Vitamin B, Kalzium und Jod. Milchprodukte wie Joghurt, Kefir, Quark, Buttermilch und Käse sind je nach Verarbeitung ähnlich vollwertige
Nahrungsmittel. Obwohl Milch, Buttermilch und Joghurt nur
etwa drei bis vier Gramm Eiweiß pro 100 Gramm Nahrungsmittel
enthalten, wird dieses Eiweiß besonders gut verwertet, da es in seiner Zusammensetzung den Eiweißbausteinen des menschlichen
Körpers ähnelt (Worm 1994, S. 15).

2. Eier

Ein Ei pro Tag. Auch als Rührei, Spiegelei oder Eierkuchen. Haben Sie keine Angst vor dem Cholesterin: Sie brauchen jetzt mehr
davon, um genug Plazentahormone herzustellen, die wiederum die
Versorgung des Kindes sichern. Zur Zeit werden dem Hühnerfut-
ter vermehrt mehrfach ungesättigte Fettsäuren beigemischt, um
von dem Image des Eis als «Cholesterinbombe» wegzukommen.
Diese Fettsäuren finden sich nämlich auch im Ei wieder und beeinflussen die Zusammensetzung der Blutfette im positiven Sinne.
Die «Eier der Zukunft» werden wohl weniger Cholesterin, jedoch
viele mehrfach ungesättigte Fettsäuren enthalten.

3. Fleisch, Geflügel, Fisch oder Tofu und Käse
als Ersatz

Zwei Portionen Fleisch, Geflügel, Fisch oder Schalentiere (Krabben). Eine Portion könnte etwa ein Kotelett sein, Gyros oder zwei selbstgemachte Frikadellen. Auch Schinken und fettarme Wurst gelten als Fleischportion.

Als Alternativen für Frauen, die nicht gerne Fleisch essen oder sich laktovegetarisch ernähren, geben die «Gestose-Frauen» folgende Tips:

- Naturreis mit Bohnen, Käse, Tofu, Milch;
- Maismehl (Polenta) mit Bohnen, Käse, Tofu, Milch;
- Bohnen mit Naturreis, Vollkornnudeln, Sesamsamen, Milch;
- Erdnüsse (auch als Creme) mit Sonnenblumenkernen, Milch;
- Vollkornbrot oder -nudeln mit Bohnen, Käse, Erdnußbutter, Tofu, Milch;
- jede Portion Fleisch können Sie also durch Käse, Tofu oder Seefisch ersetzen, etwa durch einen Becher Hüttenkäse (etwa 200 g, Vorsicht, zuwenig Kalorien); oder durch einen beliebigen fetthaltigen Käseaufschnitt, etwa 100 g Käse als Eiweißspender hat den Vorteil, daß sie mit einigen Scheiben die Hälfte Ihres Tagesbedarfs an Kalzium decken können;
- wenn Sie gegen Käse pur eine Abneigung haben, denken Sie an die Möglichkeit, Käse überbacken auf Pizza, als Raclette, Fondue oder Käsesalat zu genießen;
- Seefisch ist nicht nur vitaminreich, sondern enthält wie auch Milch viel Jod. Es fördert das gesunde Wachstum von Babys Schilddrüse.

4. Gemüse

Zwei Portionen frisches grünes Gemüse wie z. B. Kohlrabi, Spinat, Salat, Grünkohl, Broccoli, versorgen Sie mit Folsäure, Vitamin E, Vitamin C, Magnesium, Kalium, Beta-Karotinen, Zink und Selen. Diese «Antioxidantien» steigern auch Ihre Abwehrkräfte gegen Infektionen. Versuchen Sie, Gemüse möglichst als Salat und Frischkost zu verwerten, da sonst die meisten Vitamine verlorengehen.

5. Getreide

Volles Korn in Roggen, Weizen, Gerste, Hafer, Hirse und Dinkel enthält fast alle wichtigen Nährstoffe, sieben bis zwölf Prozent hochwertiges Eiweiß, viele ungesättigte Fettsäuren, Vitamin B und Vitamin E, Magnesium, Eisen, Zink, Mangan und Selen. Dasselbe gilt für Bulgur und Couscous, die aus Hartweizengrieß hergestellt werden, sowie für Wildreis und frischen Mais. Diese Produkte sind daher besonders in der Schwangerschaft sehr zu empfehlen. Sie müssen das Getreide entsprechend zubereiten, damit alle Vitamine erhaltenbleiben, das Korn «aufgeschlossen» wird und die Enzyme darin aktiviert werden. Zur Vorbereitung gehören Einweichen oder Darren.

Einweichen: Frische Getreidekörner werden acht bis zehn Stunden eingeweicht, um zu quellen. Zum Kochen wird das Einweichwasser verwendet. Gewürzt und gesalzen wird erst, wenn das Getreide fertig gekocht ist. Anschließend sollte das Getreide etwa zehn Minuten nachquellen.

Darren: Stellt auch eine Methode dar, Getreidekeime aufzuschließen und zudem die Kochzeit um die Hälfte zu verkürzen. Das Getreide wird angefeuchtet, auf einem Backblech ausgebreitet und 20 Minuten bei etwa 80 °C im Backofen gedörrt. Danach schmeckt es würziger und klebt nicht so leicht zusammen.

Würzen sollten Sie als Schwangere mit Jod-Fluor-Salz, aber auch mit Kräutern wie Thymian, Majoran, Rosmarin, Basilikum und Salbei. Frische Kräuter sollten erst kurz vor dem Servieren zugegeben werden. Gemahlene und getrocknete Kräuter müssen Sie schon am Ende der Kochzeit oder während des Nachquellens in das Gericht hineintun, damit sie ihr Aroma entfalten.

Süßen: Wenn Sie gesund süßen wollen, verwenden Sie Honig, eingedickte Obstsäfte, Zuckerrübensirup, Ahornsirup und Obst.

Pro Tag sollten Sie etwa fünf Portionen Getreide essen: Vollkornbrot, Vollkornbrötchen (1 Scheibe oder 1 Brötchen = 1 Portion) oder etwa drei Eßlöffel Haferflocken, Weizenkeime, Vollkornmüsli, Buchweizen (auch als Pfannkuchen), Naturreis, Hirse, Roggen oder Gerste.

6. Zwei Nahrungsmittel aus der Vitamin-C-Gruppe:

Dazu gehört etwa eine Kartoffel, entweder gekocht oder gebraten, in Folie, vielleicht mit Kräuterquark serviert. Eine frische in der Schale gekochte Pellkartoffel enthält siebenmal soviel Vit. C wie ein Apfel.

Als Alternativen:
- eine große Paprika (als Salat, mit gebratenem Hack oder mit Hirse bzw. Reis gefüllt)
- eine frische Tomate
- eine Kiwi
- eine Grapefruit

7. Weitere Vitamine zur Ergänzung

Als Ergänzung sollten Sie dazu ein gelbes oder orangefarbenes Obststück oder orangefarbenes Gemüse fünfmal pro Woche essen, etwa Banane, Apfel, Karotte oder Paprika. Diese Gemüse enthalten – wie auch Vollkorn und Hülsenfrüchte – die Vitamine A, C und E, die Ihren Körper auf natürliche Weise entgiften, indem sie schädliche Radikale abfangen. Sie wirken der Entstehung von Tumoren, von Abwehrschwäche und Arterienverkalkung entgegen. So können Sie in der Schwangerschaft anfangen, Ihren Körper durch gute Ernährung zu regenerieren.

8. Drei Scheiben Butter

Sie sind als Cholesterinträger und Vitamin-A-Lieferant zusätzlich zu den «versteckten» Fetten und Pflanzenölen zu empfehlen. Als letztere sind Sonnenblumenöl, Maiskeimöl, Distelöl und Olivenöl zu empfehlen. Butter ist Margarine vorzuziehen.

9. Jod-Fluor-Salz

nehmen Sie nach Geschmack, eventuell fünf bis zehn Gramm zusätzlich zu den versteckten Nahrungssalzen, wenn Sie stärkere Ödeme bekommen. Ein Teelöffel entspricht etwa fünf bis sieben Gramm. Große, schwere Frauen benötigen mehr Salz als leichte. Ihr Bedarf kann besonders bei Hitze auf bis zu zwei oder drei Teelöffel Salz pro Tag, aufgelöst in Mineralwasser, ansteigen. Jod-Fluor-Salz versorgt Sie mit wichtigen Spurenelementen. Es wirkt zusammen mit vollwertiger Ernährung ausschwemmend und blutdrucksenkend, wenn diese Probleme vorliegen sollten. Wenn Sie zu den wenigen Frauen gehören, die auf das gewöhnliche Küchensalz (Natriumchlorid) mit einem Blutdruckanstieg reagieren, könnten Sie auf andere Salzverbindungen wie Natriumbikarbonat oder Natriumhydrogenkarbonat ausweichen. Allerdings sollten Sie nach Absprache mit Ihrer Gynäkologin und Ihrer Zahnärztin dann zusätzlich Jod- und Fluortabletten nehmen.

10. Flüssigkeit

nach Bedarf, nicht weniger als zwei Liter! Sie sollten zum Durststillen Mineralwasser, klares Wasser und Kräutertees verwenden. Nicht in der Schwangerschaft trinken sollten Sie dagegen ausschwemmend wirkende Kräuterteesorten wie Brennesseltee, grünen Hafertee oder Birkenblättertee. Gezuckerte Säfte sind als Vitamin-B-Räuber zu vermeiden. Wenn Sie viel trinken: Die Flüssigkeitsmenge ist selbst nicht daran schuld, daß Sie Ödeme bekommen. Krankhafte Ödeme sind auf einen Mangel an Kalorien, Eiweiß, Salz und Vitaminen zurückzuführen. Besonders Eiweißkörper binden nämlich Flüssigkeit im Blut, so daß es nicht ins Gewebe austreten kann. Trinken Sie also stets Ihrem Durst entsprechend. Achten Sie jedoch auch darauf, nicht Ihr gesundes Hungergefühl durch große Trinkmengen zu unterdrücken, was bei einer Menge von über 2,5 – 3 Litern leicht eintreten kann.

Weitere Empfehlungen

Dieser Plan zielt darauf ab, etwa 2600 kcal. pro Tag, die ca. etwa 100 g Eiweiß enthalten, zu liefern. Bei Mehrlingsschwangerschaften erhöht sich der Bedarf um etwa 30 g Eiweiß und 600 kcal. pro Kind (s. S. 115). Für die Stillzeit gelten ähnliche Ernährungsempfehlungen. Durch die gesunde Ernährung werden Sie keine Probleme haben, Ihr Baby voll zu stillen. Wenn das Baby anfängt, am Tisch mitzuessen, können Sie es gleich mit leckerer Vollwert-Ernährung vertraut machen.

Es ist empfehlenswert, möglichst schon etwa drei Monate vor einer geplanten Schwangerschaft mit der Ernährungsumstellung zu beginnen, um Vitaminmängel auszugleichen. Das ist besonders wichtig, wenn Sie die Pille genommen haben, da sie dem Körper Vitamin B, E und Folsäure entzieht.

Die Gewichtszunahme liegt, wenn Sie sich an diesen Plan halten, bei etwa 17 bis 18 kg.

Lassen Sie sich wegen der empfohlenen Gewichtszunahme nichts einreden:

- Sie bleiben nach der Geburt und Stillzeit nicht «dick»!

- Sie werden keine Komplikationen allein wegen Ihrer Gewichtszunahme haben, weder in der Schwangerschaft noch bei der Geburt, noch im Wochenbett!

- Ihr Kind wird durch gute Ernährung in der Gebärmutter nicht zum Fettwanst, noch wird es Diabetiker, im Gegenteil. Gute Ernährung hilft, Diabetes im späteren Lebensalter zu vermeiden, das haben Untersuchungen ergeben. So zeigte sich, daß bei Babys, die im Uterus mangelversorgt waren, in der Bauchspeicheldrüse vermehrt Zellen gebildet werden, die das Hormon Insulin ausschütten. Dieses Hormon sorgt dafür, daß Zucker aus dem Blut in die Zellen gelangt. Auf diese Weise versucht das Baby, seine wichtigen Organe mit ausreichend Zucker zu versorgen. In späteren Jahren neigen diese Menschen dazu, Diabetiker zu werden, wahrscheinlich, weil die Insulin herstellenden Zellen erschöpft sind. Sie verhindern also Zuckerkrankheit bei Ihrem Kind, indem Sie sich angemessen und gut ernähren.

Protein-Zähltabelle

Mit der folgenden Zähltabelle können Sie sich einen Überblick verschaffen, wieviel Eiweiß nun in einem Kotelett oder einem Stück Käse enthalten ist. Sie werden bald den Bogen raushaben, wieviel Eiweiß Sie im Laufe des Tages gegessen haben. Dann brauchen Sie nicht mehr an der Tabelle zu «kleben» (und können Sie einer schwangeren Freundin ausleihen).

Nahrungsmittel	Menge	Proteine (in g)	Kalorien
Milch			
Vollmilch	1 l	33	680
fettarme Milch	1 l	33	450
Buttermilch	1 l	40	410
Joghurt	100 g	3,9	60 – 100
Eier	1	7	80
Schweinefleisch			
Kotelett	ca. 150 g	23	500
Filet	ca. 150 g	28	245
Braten (Schulter oder Keule)	ca. 150 g	25,5	412
Rindfleisch			
Filet	ca. 150 g	29	174
Kamm	ca. 150 g	29	200
Hackfleisch	ca. 150 g	34	300
Frikadelle aus 250 g gemischtem Hackfleisch und 1 Ei	150 g	30	412

Nahrungsmittel	Menge	Proteine (in g)	Kalorien
Huhn			
Brustfilet	100 g	34	150
Keule	100 g	31	155
Fisch			
Hering	100 g	25	350
Kabeljau	100 g	26	114
Rotbarsch	100 g	27	158
Seelachs	100 g	27	120
Scholle	100 g	26	114
Forelle	100 g	29	151
Wurst (etwa 30 g für eine Scheibe Graubrot)			
Schinken, gekocht	1 gr. Scheibe	6	79
Schinken, geräuchert	2 Scheiben	5	115
Salami		5	155
Bierschinken		5	71
Käse			
Gouda	100 g	25,5	384
Camembert 60 % Fett i.Tr.	100 g	18	381
Camembert 45 % Fett	100 g	19	288
Speisequark 40 % Fett	100 g	11	167
Speisequark 20 % Fett	100 g	12,5	116
Hüttenkäse	100 g	14	108
Doppelrahm-frischkäse	100 g	11	341

Nahrungsmittel	Menge	Proteine (in g)	Kalorien
Mozzarella	100 g	19,9	350
Edamer (40 %)	100 g	26,1	315
Tilsiter (45 %)	100 g	26,3	383
Sauermilchkäse			
(Harzer Käse)	100 g	30,0	127
Nüsse			
Erdnüsse, geröstet	100 g	26	629
Haselnüsse, natur	100 g	13	656
Paranüsse	100 g	14	703
Walnüsse	100 g	15	690
Getreideprodukte			
Vollkornbrot	100 g	7	206
Roggenvollkornbrot	100 g	7	240
Roggenbrot	100 g	6	218
Pumpernickel	100 g	6	202
Knäckebrot	100 g	11	333
Haferflocken	100 g	14	402
Gersten-Graupen	100 g	10	371
Weizengrieß	100 g	10	370
Vollreis	100 g	7	371
Hülsenfrüchte			
gelbe geschälte			
Erbsen	100 g	22	359
grüne Erbsen	100 g	3	37
Linsen	100 g	24	354
Sojamehl,			
Sojaflocken	100 g	34	460

Nahrungsmittel	Menge	Proteine (in g)	Kalorien
Gemüse			
Rosenkohl	100 g	4	42
Grünkohl	100 g	2	23
Spinat	100 g	2	18
Zwiebeln, getrocknet	100 g	11	338
Zwiebeln, frisch	100 g	1	42
Sauerkraut	100 g	2	26
Rotkohl	100 g	1	21
Kräuter			
Schnittlauch	100 g	4	55
Pilze			
Steinpilze, getrocknet	100 g	20	283
Pfifferlinge	100 g	1	14
Champignons, frisch	100 g	3	22
sonstiges			
Bierhefe	100 g	48	344

Erläuterungen zu Vitaminen

Wasserlösliche Vitamine

Hierzu gehören alle Vitamine der B-Gruppe. Die B-Gruppe umfaßt Vitamin B 1 (Thiamin), Vitamin B 2 (Riboflavin), Vitamin B 3 (Niacin), Vitamin B 5 (Pantothensäure), Vitamin B 6 (Pyridoxin), Vitamin B 12 (Cobalamin) und Folsäure. Der Bedarf an B-Vitaminen ist in der Schwangerschaft enorm gesteigert, denn bei dem Baby werden jeden Tag unzählige neue Zellen gebildet. Weiße und rote Blutkörperchen, Muskel- und Bindegewebszellen, Knochen- und Nervenzellen. Die Voraussetzung dafür ist, vermehrt Vitamin B und Folsäure zu sich zu nehmen.

Vitamin B 1 (Thiamin)

Vitamin B 1 ist in Milch, Schweinefleisch, Vollkorn, Nüssen, Leber, Hülsenfrüchten, Hefe und Weizenkeimen enthalten. Alkohol und schwarzer Tee hemmen die Aufnahme. Das Vitamin kann allerdings nur dann beim Zellaufbau helfen, wenn genug Folsäure da ist.

Vitamin-B-Mangel verursacht charakteristische «Schwangerschaftssymptome» wie Übelkeit, Erbrechen, Appetitlosigkeit, Verstopfung und Blähungen. Diese Befindensstörungen sind also kein Schicksal.

Vitamin B 6 (Pyridoxin)

Vitamin B 6 kommt in Milch, magerem Fleisch, Eiern, Vollkorn, Hülsenfrüchten, Getreide, Keimlingen, aber auch in Makrele, Hering und Bananen reichlich vor. Auch grüne Gemüse wie Porree, Rosenkohl, Grünkohl und Paprika sind Vitamin-B-6- und Eisenquellen.

Da Vitamin B 6 wie Vitamin B 12 an der Blutbildung beteiligt sind, werden Sie blutarm, wenn Sie zuwenig von diesen Vitaminen zu sich nehmen.

Vitamin B 12 (Cobalamin) und Folsäure

Vitamin B 12 zur Blutbildung ist in hoher Konzentration in magerem Fleisch, Milch, Milchprodukten, fettem Käse und Seefisch enthalten.

Folsäure ist besonders reichlich in grünem Blattgemüse, Kartoffeln, aber auch in Milch, Nüssen und Getreide vorhanden. Sie dient der Blutbildung, steuert den normalen Zellaufbau und stabilisiert die Funktion der Plazenta. Damit die Entwicklung des Nervensystems und der Augen des Kindes normal verlaufen, müssen Sie genug Folsäure zu sich nehmen, am besten schon vor Beginn einer geplanten Schwangerschaft. Vorsicht, Folsäure ist hitzeempfindlich. Essen Sie Gemüse und Salate möglichst als Rohkost. Wenn Sie Gemüse kochen, dann nur so kurz wie möglich. Das Kochwasser sollten Sie wegen der Spurenelemente zur Zubereitung von Suppen oder Soßen verwenden.

Vitamin C

Vitamin C kommt reichlich in frisch gepreßten Zitrusfrüchten, Beeren, Kartoffeln und frischem Gemüse vor.

Schwangerschaft stellt für den Körper Streß dar. Bei Streß ist der Bedarf an Vitamin C erhöht. Es fördert die Wanderung von Bindegewebszellen, den Aufbau gesunden neuen Bindegewebes und neuer Muskelzellen. Die wachsende Gebärmutter, die Verstärkung ihrer Haltebänder und die Qualität der Eihäute, die den Embryo umgeben, sind von der Vitamin-C-Zufuhr abhängig. Vitamin C fördert die Eisenaufnahme aus dem Darm. Sie sollten daher zu Fleischgerichten frische Fruchtsäfte trinken. Vitamin C fördert die Abwehrkräfte und senkt das Risiko von Infektionen während der Schwangerschaft.

Fettlösliche Vitamine

Vitamin A

Vitamin A wird auch Anti-Infektions-Vitamin genannt. Es schützt insbesondere Haut und Schleimhäute vor Infektionen. In Vollmilch, Butter, Eiern, gelbem und orangefarbenem Gemüse oder Obst ist seine Konzentration besonders hoch.

Wenn Sie genug Vitamin-A- und Vitamin-C-haltige Nahrungsmittel zu sich nehmen, schützen Sie sich vor Pilzinfektionen oder Infektionen in der Scheide. Überwuchern solche Bakterien oder Pilze, kann es zu einer Entzündung, zum vorzeitigen Blasensprung und zur Frühgeburt kommen.

Vitamin E

Vitamin E schützt fettlösliche Vitamine und ungesättigte Fettsäuren vor ihrer Zerstörung und befähigt sie so, ihre Aufgabe wahrzunehmen. Zusammen mit Vitamin A und C ist es ein «Radikalenfänger» im Körper und schützt Gewebs- und Immunzellen vor einzelnen Elektronen, die die Zellwände zerstören können.

Vollkorn, Keimlinge, Hülsenfrüchte, Nüsse, Hering, Makrele, Maiskeim- und Sonnenblumenöl enthalten viel Vitamin E. Es sorgt für elastisches Bindegewebe beim Baby, fördert sein Zell- und Muskelwachstum. Auch das mütterliche Gewebe wird geschmeidiger, die Geburt leichter. Schwangerschaftsstreifen werden durch genügend Vitamin E vermieden. Vitamin E ist darüber hinaus auch ein Gefäßschutz-Vitamin, das vor Krampfadern und Hämorrhoiden schützt. Vorsicht: Eisensalze zerstören dieses für die Schwangerschaft und Geburt so wichtige Vitamin.

Vitamin D

Vitamin D wird auch das «Anti-Rachitis»-Vitamin genannt. Vitamin D sorgt dafür, daß Kalzium und Phosphor aus der Nahrung in die Knochen aufgenommen werden. Sie werden sonst weich und brüchig und spröde, auch beim Feten.

Das Vitamin ist in Seefisch, aber auch in Eigelb und Pilzen enthalten. Unter Sonneneinstrahlung bildet der Körper selbst aus Provitamin D das eigentliche Vitamin. Daher sollten Sie in der Schwangerschaft viel «Sonne tanken».

Vitamin K

Vitamin K ist notwendig für die Blutgerinnung. Besonders reich daran sind Leber (die Sie allerdings wegen der Schadstoffkonzentration nicht oder nur begrenzt essen sollten), Spinat, Grünkohl und Blumenkohl. Bei gesunder Darmflora wird es auch in ausreichendem Maß von den Darmbakterien gebildet.

Vermeiden Sie Abführmittel, und versuchen Sie sich vor Infektionen zu schützen, damit Sie keine Antibiotika nehmen müssen, welche die Darmflora zerstören.

Essen Sie viel Vitamin-K-haltige Nahrungsmittel. Dann ist das Baby bei der Geburt und in der ersten Neugeborenenphase gegen Blutungen geschützt. Es muß kein künstlich hergestelltes Vitamin K schlucken.

Auch Ihre eigene Blutgerinnung funktioniert mit einem großen Vitamin-K-Pool besser. So können Sie sich vor Nachblutungen schützen.

Erläuterungen zu Mineralien und Spurenelementen

Auch die meisten Mineralien brauchen Sie vermehrt in der Schwangerschaft. Ebenso wie bei den B-Vitaminen verursacht ihr Mangel typische «Schwangerschaftsbeschwerden».

Natrium, Kalium, Chlorid (und Magnesium)
sind in den Flüssigkeiten innerhalb (hauptsächlich Kalium und Magnesium) und außerhalb der Zellen (vermehrt Natrium und Chlorid) in einem stets ausbalancierten Verhältnis zueinander gelöst. Diese Mischung ist notwendig, damit die Zellen ihren Energiehaushalt aufrechterhalten und ihre Funktionen erfüllen können.
In der Schwangerschaft bilden der mütterliche Körper und der Mutterkuchen Millionen neuer Zellen. Die Blutmenge wird um 50 Prozent gesteigert. Der Bedarf an Natrium, Kalium, Chlorid und Magnesium ist daher stark erhöht.

Kalium
Kalium ist in Bananen, Aprikosen, Nüssen, Getreide und Gemüsen (besonders Blumenkohl und Kartoffeln) enthalten.
Kaliummangel macht sich in Müdigkeit, Neigung zu Ohnmacht, Kreislaufstörungen und «nervösen» Herzbeschwerden bemerkbar. Darmträgheit und Verstopfung sind häufig. Sie lassen sich mit Vollkornprodukten, Nüssen, Obst und Gemüse leicht vermeiden.

Magnesium
Der Magnesiumbedarf wird durch Gemüse wie Grünkohl, Spinat und Kartoffeln, aber auch mit Bananen, Vollkornprodukten und Hülsenfrüchten gedeckt.

Magnesium hat Einfluß darauf, wie sich Muskeln zusammenziehen und wie die Nerven Empfindungen weiterleiten. Daher
kann eine Frau mit Magnesiummangel an Waden- und Muskelkrämpfen, Augenlidzuckungen, Taubheitsgefühl und Kribbeln in
den Händen, «Herzstolpern», Darmkrämpfen, Übelkeit, Schwindel, Kopfschmerzen, Konzentrationsschwäche, Schlaflosigkeit
und Nervosität leiden. Auch Natriumchloridmangel kann Waden-
krämpfe und Muskelzuckungen hervorrufen.

Kalzium

Kalzium wird in die Knochen und Zahnanlagen des Babys eingelagert. Als Schwangere müssen Sie vermehrt Milch(produkte) zu
sich nehmen, damit Ihre Knochen die Dichte behalten und das
Baby gesunde Knochen und Zähne entwickeln kann.

Nur wenn Sie genug Vitamin D und Magnesium zu sich nehmen, kann Kalzium vom Darm aufgenommen werden.

Besonders wenn die Geburt näher rückt, sollten Sie viel Milch
trinken, da die Kontraktionskraft der glatten Muskulatur gesteigert wird. Die Wehen werden wahrscheinlich stärker und die Geburt wahrscheinlich kürzer sein.

Fluor und Jod

Fluor wird besonders in die entstehenden Knochen des Babys, Jod
in die Schilddrüse des Babys eingelagert. Babys, die zuwenig Jod
erhielten, kamen mit einem sogenannten «Kropf» zur Welt und
waren geistig oft geschädigt. Wie Professor Dr. Karl-Heinz Bauch
auf dem 14. Wiesbadener Schilddrüsengespräch sagte, betraf das
vor 20 Jahren in manchen Teilen Deutschlands noch jedes zweite
Baby. Seitdem dem Tierfutter jodiertes Salz beigemengt wird, die
meisten Bäcker und Metzger Jodsalz nehmen, ist ein Kropf bei
einem Baby eine Rarität geworden. Hauptquelle für Fluor und Jod
ist Seefisch. Aber auch Milch enthält viel Jod.

Eisen

Um genug Eisen und damit Sauerstoff zu bekommen, sollten Sie Fleisch, Rotkohl, Grünkohl, Porree, Paprika, Rosenkohl und Aprikosen essen. Vorsicht, schwarzer Tee hemmt die Aufnahme von Eisen aus dem Darm!

Eisen ist zu 70 Prozent im roten Blutfarbstoff, Häm, gebunden. Er ist zugleich Sauerstoffträger für Mutter und Baby. Fehlt Ihnen Eisen, sinkt meist der rote Blutfarbstoff. Dies wird als verminderter Hämoglobinwert bei der Schwangerenvorsorgeuntersuchung gemessen. Er sollte nicht unter 10,5–11 g% liegen. Statt Eisentabletten zu nehmen, können Sie durch vollwertige Ernährung Ihren Hämoglobinwert meistens selber wieder anheben.

Zink, Selen, Kupfer

Diese Spurenelemente sind in naturbelassenen Lebensmitteln wie Obst, Gemüse, Getreide und Nüssen enthalten.

Zink beeinflußt das Wachstum und die Gewichtszunahme des Babys: «Die tägliche Nahrungsergänzung mit Zink während der Schwangerschaft bei Frauen mit niedrigem Serumspiegel bewirkt ein deutlich erhöhtes Geburtsgewicht und einen größeren Kopfumfang des Babys», konnte man dazu in der Ärzte-Zeitung vom 11.8.1995 lesen. In dieser Studie hatten über 500 werdende Mütter von der 19. Schwangerschaftswoche an täglich 25 mg Zink eingenommen. Ihre Babys wogen im Durchschnitt bei der Geburt ein halbes Pfund mehr als die der Vergleichsgruppe. Zinkmangel soll nicht nur Wachstumsverzögerungen, sondern auch Störungen des Zentralnervensystems hervorrufen, wie im Tierexperiment nachgewiesen. Selen, Zink und Kupfer stärken die körpereigene Abwehr, da sie die wichtigsten Enzyme aktivieren.

Vitamin-Mineral-Spurenelement-Tabelle

In der folgenden Tabelle ist zusammengestellt, welche Mangelerscheinungen (Schwangerschaftsbeschwerden) durch fehlende Vitamine verursacht werden.

Symptom	fehlendes Vitamin
Übelkeit, Erbrechen	Vitamin B 1, B 6, B 12, Folsäure und Magnesium
Herzstolpern, Herzrasen, Kreislaufbeschwerden	Kalium, Magnesium
«dicke Beine», geschwollene Hände	Salz, Eiweiß, Vitamin B 1, B 6
Krampfadern	Vitamin E
Zahnfleischbluten, häufige Infekte, Nachblutungen bei früheren Geburten	Vitamin C
Blutarmut, niedriger Hämoglobinspiegel (< 10,5 g%) (roter Blutfarbstoff)	Vitamin B 6, B 12, Folsäure, Eisen
Nervosität, Schlaflosigkeit, Depressionen	Vitamin B 1, Magnesium
Verstopfung, Blähungen	Vitamin B 1, Kalium, Magnesium
vorzeitige Wehen	Magnesium
Kopfschmerzen, oft mit ansteigendem Blutdruck	Salz, Eiweiß, Vitamin B 1, B 6
schuppige Haut, Flecken im Gesicht, Müdigkeit	Vitamin B 6, Folsäure

Sie sehen, daß in Milch, Milchprodukten, Vollkorn, Hülsenfrüchten, Eiern, Gemüse und Obst fast alle Vitamine und Spurenelemente enthalten sind. Mit naturbelassenen Nahrungsmitteln ist es nicht schwer, Schwangerschaftsbeschwerden zu verhindern. Wenn Sie zudem noch häufig entspannen und jeden Tag den Kreislauf etwa mit Spazierengehen oder Schwimmen in Schwung bringen, ersparen Sie sich und dem wachsenden Baby Medikamente gegen Übelkeit, Verstopfung, Kreislaufbeschwerden und Blutarmut.

Kapitel 5 *Rezepte «nach Plan»*

Ich möchte Ihnen nun einige Rezepte zum Ausprobieren vorstellen. Sie enthalten alle Eiweiß, Vitamin B, Folsäure, Vitamin E, ungesättigte Fettsäuren, Kalium, Kalzium, Magnesium, Eisen und andere Spurenelemente. Sie sollen als Anregungen dienen, weiter mit gesunder Küche zu experimentieren – auch später, wenn Sie nicht mehr schwanger sind.

Frühstück

Müsli und Getreidebrei

Haferflocken nach englischer Art

Zutaten für 1–2 Personen: 100 g Haferflocken

Salz

Butter

Sahne

Süßmittel

100 g Haferflocken mit kaltem Wasser aufsetzen, zum Kochen bringen.
Fünf Minuten kochen, etwa fünf Minuten nachquellen lassen. Salz, Butter und Sahne nach Geschmack hinzufügen, eventuell süßen.
   Mit Obst oder frischem Kompott reichen.

Hirsebrei

Zutaten für 1–2 Personen: 80 g gemahlene Hirse

200 ml Milch

etwas Butter

Honig

Sahne

Zimt oder Anis

Die gemahlene Hirse in warmes Wasser einrühren, fünf Minuten kochen und nachquellen lassen.
Mit Butter, Honig, Sahne und Gewürzen abschmecken.

Nach dem gleichen Prinzip können Sie aus etwa 80 g Weizen-schrot oder Gerstenschrot einen gesunden Frühstücksbrei berei-ten. Mögen Sie nicht so gerne Süßes zum Frühstück, können Sie ihn mit Kräutern oder feingehackten Frühlingszwiebeln würzen.

Süß und gehaltvoll zum Frühstück oder mal zwischendurch sind

Braune Flocken

Zutaten für 2 Personen: 80 g Getreideflocken

etwa 1 Pfund Obst

40 g Mandeln, gehackt

40 g Rosinen

2 El Butter

2 El Vollrohrzucker

Vanille

Zimt

Obst in Stückchen schneiden, mit Mandeln und Rosinen mischen.
Vanille und Zimt dazugeben.
Getreideflocken mit Butter und Rohrzucker rösten, ab-kühlen lassen, dazugeben.

Das Nonplusultra dazu ist

Hirse-Vanillesoße, selbstgemacht:

Zutaten für 2 Personen: 30 g Hirse, fein gemahlen,
250 ml Milch
250 ml Wasser
2 El Sahne
½ Tl Vanille
3 El Ahornsirup
gemahlene Nelken
Kardamom

Wasser und Milch erwärmen, Hirse einrühren, fünf
Minuten kochen, Sahne, Vanille und Sirup hineingeben.
Mit Nelken und Kardamom abschmecken.

Morgenmüsli

Zutaten für 2 Personen: 6 El Weizenkeime oder Haferflocken
4 El Sonnenblumenkerne
4 El Nährhefe, 2 Bananen
(alternativ 1 Apfel oder 4 bis 6 Stück
Trockenobst)
2 El Honig
4 El Rosinen
300 ccm Kefir
Nüsse

Zutaten mischen; Obst zerkleinern, zufügen.
Mit Kefir übergießen.

Sanddorn-Nuß-Mischung als Brotaufstrich

Zutaten für 2–3 Personen: 100 g gemahlene Nüsse
oder Mandeln
4–5 El Sanddornsaft
2 El Wasser
1 El Honig
3–4 getrocknete Früchte (Apfel-
scheiben, Aprikosen oder Pflaumen)

Trockenfrüchte kleinschneiden.
Alle Zutaten miteinander vermischen, glattrühren.
  Zu Vollkornbrötchen servieren.

Kräuterbutter

Zutaten für 2–4 Personen: $\frac{1}{4}$ Pfund Butter
etwa 100 g feingehackte Kräuter
1 feingehackte Frühlingszwiebel
1 geriebene Knoblauchzehe
1 Tl Senf
etwas Milch

Butter schaumig rühren, Kräuter, Zwiebel und Gewürze
zugeben.
Mit Milch glattrühren.
  Dazu Vollkornbrötchen, Vollkornbrot, Weizenbacklinge
oder ganzes Korn reichen.

Vitamin-B-Drink

Zutaten für 1 Person: einige eingeweichte Trockenfrüchte,
250 ml Milch
1 Apfel (oder 1 Banane oder 1 Orange)
1 El Hefeflocken oder Weizenflocken
1 Tl geriebene Nüsse
Honig

Obst ganz klein schneiden, mit allen anderen Zutaten im Mixer pürieren, frisch trinken.

Mittagessen

Suppen

Grundlage für die Gemüsebrühe ist das Kochwasser von gekochtem Gemüse, mit Salz, Pfeffer, Lorbeerblatt und Kräutern gewürzt.

Großmutters Gartensuppe

Zutaten für 2 Personen: 1 l Gemüsebrühe

1 Stange Lauch

4–5 Mohrrüben

1 Stück Sellerie

$\frac{1}{4}$ Weißkohl

80 bis 100 g Maisgrieß

Pflanzenöl

etwas Butter

Salz

Pfeffer

Knoblauch

Petersilie

Gemüse kleinschneiden, mit Öl andünsten.
Den Maisgrieß mit einigen Löffeln kalter Gemüsebrühe anrühren.
Die restliche Gemüsebrühe erhitzen, den Grieß einrühren und 15 Minuten kochen.
Das gedünstete Gemüse zufügen, mit Gewürzen, Butter und gehackter Petersilie anrichten.
   Statt Maisgrieß können Sie auch Hirse verwenden.

Champignon-Curry-Suppe mit Tofu

Zutaten für 2 Personen: 200 g Tofu natur
(aus dem Naturkostladen)
200 mg Kokosflocken
2 kleine Zwiebeln
etwa 100 g Champignons
3 – 4 kleine Frühlingszwiebeln
$\frac{1}{4}$ l Hühnerfond oder Hühnersuppe
Salz
Currypulver
Pflanzenöl

Kokosflocken in $\frac{1}{2}$ l Wasser aufkochen, mit dem Mixer pürieren und über einem Sieb ausdrücken.
Zwiebeln pellen, würfeln und in Öl glasig dünsten.
Curry über die Zwiebeln stäuben und zwei Minuten dünsten.
Mit Kokossud und Hühnerfond ablöschen und bei schwacher Hitze kochen.
Inzwischen die Champignons und die Frühlingszwiebeln putzen, waschen, in Scheiben schneiden.
Beides in die Suppe geben. Tofu in Würfel schneiden, ebenfalls in die Suppe tun.
Weitere fünf Minuten kochen, abschmecken.
    Dazu paßt Naturreis mit Sojabohnen.

Als Einlage in jede Gemüsesuppe passen

Grünkernklößchen

Zutaten für 2–4 Personen: 90 g feingemahlener Grünkern

120 ml Wasser

30 g Butter

50 g Quark (20 % Fett i. Tr.)

50 ml Buttermilch

Salz

Rosmarin

Muskat

Alle Zutaten zu einem Teig verkneten.
Kleine Klöße formen, in Salzwasser mit offenem Deckel
etwa $\frac{1}{2}$ Stunde ziehen lassen, bis sie an der Oberfläche
schwimmen.
In der fertigen Suppe servieren.

Salat spezial

Zutaten für 2–4 Personen: 1 frischer Kopfsalat

1–2 weiche Avocados

2 Zwiebeln

etwa 200 g gekochter Schinken

oder Krabben

100 g Schafskäse

100 g schwarze Oliven

2 Kartoffeln

2 Eier

Olivenöl

Essig

Salz

Pfeffer

Zucker

Kapern

Kartoffeln und Eier kochen.

Schinken, Käse, Zwiebeln in Würfel schneiden.

Das Avocadofleisch herauslösen, in Stückchen pflücken.

Abgepellte Kartoffeln und Eier kleinschneiden.

Die Marinade bereiten Sie aus Öl, Essig und Gewürzen zu und heben dann alle Zutaten unter.

Eventuell noch Kapern darüberstreuen.

Sie können den Salat auch mit Sardellen und Tomaten verfeinern.

Bunte Pfanne

Zutaten für 2 Personen: 200 – 300 g Rindfleisch
400 g Tomaten
300 g grüne und gelbe Paprika
2 Zwiebeln
1 Dose Mais
Öl
Salz
Pfeffer
Paprikapulver edelsüß
Petersilie

Gemüse waschen, entkernen, wie Fleisch und Zwiebeln in Würfel schneiden. Fleisch etwa zehn Minuten anbraten, dann mit Gemüse eine dreiviertel Stunde schmoren lassen. Mit Salz, Paprikapulver und Pfeffer würzen. Das Geschnetzelte mit Petersilie anrichten.

Dazu passen Pellkartoffeln oder Vollkornreis.

Back-Koteletts

Zutaten für 2 Personen: 2 Schweinekoteletts

Salz

Pfeffer

2 Zwiebeln

Knoblauchzehen

Senf

Öl

frische Kräuter.

Backofen vorheizen. Koteletts salzen, pfeffern, mit Senf
bestreichen.
Zwiebeln und Knoblauchzehen abziehen, in Würfel schneiden, auf die Koteletts verteilen.
Auf ein mit etwas Öl bestrichenes Backblech legen.
Bei etwa 230 °C zirka 30 bis 35 Minuten backen.
Die garen Koteletts im Bratensaft mit frischen Kräutern
servieren.
    Dazu passen Pellkartoffeln, Salat, eventuell ein Quark-
dip.

Scharfes Hähnchen

Zutaten für 2 Personen: 1 Brathähnchen von 800 bis 1000 g
Knoblauchzehen
Salz
Pfeffer
1 Zwiebel
Öl
1 rote und 1 grüne Paprikaschote
500 g Tomaten
3 Tl Essig.

Hähnchen in vier Teile zerlegen, waschen, abtrocknen.
Knoblauch zerdrücken, die Hähnchenteile damit einreiben,
salzen und pfeffern.
Tomaten und Paprika putzen und feinwürfeln.
Hähnchenteile in Öl goldbraun anbraten.
Die Teile herausheben, gewürfelte Zwiebel im Bratfett
glasig braten.
Mit Essig ablöschen.
Paprika und Tomaten dazugeben.
Mit Salz und Pfeffer würzen und zugedeckt 30 bis 40 Minu-
ten schmoren lassen.
    Dazu gibt es Naturreis oder Pellkartoffeln.

Grüne Lammkoteletts

Zutaten für 2 Personen: 2 doppelte Lammkoteletts

Salz

Pfeffer

Knoblauchzehen

Kräuter der Provence

Öl

100–200 g Oliven.

Die Koteletts mit Salz und Pfeffer bestreuen, mit Knoblauchzehen einreiben.

In heißem Öl von jeder Seite etwa fünf Minuten braten. Herausnehmen und warm stellen.

Oliven abtropfen lassen, zum Bratfett geben, zu grobem Mus zerdrücken und einige Minuten dünsten lassen.

Über die noch warmen Koteletts geben.

    Mit Kartoffeln oder frischgebackenem Brot schmecken sie am besten.

Rinderfilet in Sojasprossen und Zucchini

Zutaten für 4 Personen: 600 g Rinderfilet
100 g frische Sojasprossen
250 g Zucchini
einige Knoblauchzehen
8 – 10 El Sojasoße
Salz
Pfeffer
Sesamöl.

Das Fleisch in feine Scheiben schneiden. Zucchini putzen, auch in dünne Scheiben schneiden. Sesamöl im Wok erhitzen, Fleischscheiben darin kräftig anbraten und herausnehmen. Die Zucchinischeiben in den Wok geben und fünf Minuten unter Rühren garen. Sojasprossen abspülen, zu den Zucchinischeiben geben und mitgaren. Saft einiger gepreßter Knoblauchzehen und Sojasoße hinzufügen. Nun das Fleisch untermischen und etwa drei Minuten erhitzen. Mit Salz und Pfeffer würzen.

Mit Reis servieren.

Couscous auf tunesische Art

Zutaten für 4 Personen:
300 g Couscousgrieß
600 g Lammfleisch ohne Knochen
200 g Kichererbsen
4 Tomaten
2 Möhren
2 Gemüsezwiebeln
2 Zucchini
1 Stange Porree
3 Knoblauchzehen
Tomatenmark
1 l Gemüsebrühe
Salz
Pfeffer
Olivenöl.

Kichererbsen in kaltem Wasser über Nacht einweichen.
Couscousgrieß zwei Stunden vor der Zubereitung in kaltem
Wasser einweichen. Lammfleisch würfeln.
Tomaten und Zwiebeln pellen und würfeln.
Möhren und Zucchini würfeln, Porree putzen und in Ringe
schneiden. Lammfleisch in Olivenöl anbraten, Gemüse und
Kichererbsen dazugeben, kurz mitdünsten.
Tomatenmark und feingehackten Knoblauch zugeben.
Etwa eine halbe Stunde schmoren lassen.
Mit Gemüsebrühe ablöschen. Den gequollenen Couscous-
grieß hinzugeben, eine Stunde garen lassen.
Mit Salz und Pfeffer abschmecken. Couscous, Fleisch und
Gemüse auf einer Platte anrichten.
Weizenbrot dazu reichen.

Bunte Matjeskartoffeln

Zutaten für 2–4 Personen: 8 bis 10 Kartoffeln

4 rote Beete

3 Eier

4 Matjesfilets

1 Zwiebel

1 Bund Dill

Pflanzenöl

Zucker

Pfeffer

Salz

Zitrone.

Kartoffeln, rote Beete und Eier kochen.
Matjesfilet, Zwiebel, gepellte Eier, Kartoffeln und rote
Beete in Stückchen schneiden, Dill feinhacken.
Alle Zutaten vermischen.
Mit einer Soße aus Pflanzenöl, etwas Zucker, Pfeffer, Salz
und Zitronensaft übergießen.
Mit Vollkornbrot reichen.

Gebackene Vitamin-Bömbchen mit Quark-Dip

Zutaten für 2–4 Personen: 1 kg Kartoffeln

etwa 100 ml Milch

500 g Quark 20prozentig

1 Eigelb

Zwiebeln

Knoblauch

Kümmel

Salz

Pfeffer

Oliven

frische Kräuter

evtl. Currypulver

Paprikapulver.

Backofen auf 220 °C vorheizen, Kartoffeln waschen, eventuell mit Kümmel oder Knoblauchstückchen bestreuen und in Alufolie wickeln (blanke Seite nach innen).

Die eingepackten Kartoffeln auf dem Ofenrost (Mitte) etwa 45 Minuten backen.

Währenddessen bereiten Sie den Quark-Dip zu: Kräuter, Zwiebeln, Knoblauch und Oliven feinhacken. Quark mit Milch und Eigelb glattrühren, salzen, pfeffern, dann die gehackten Zutaten unterrühren.

Sie können den Dip auch unterteilen und mit Currypulver oder Paprikapulver färben.

Dazu schmeckt bunter Salat oder frisch gekochte Bohnen.

Mozzarella-Auflauf

Zutaten für 4 Personen: 1 kg Kartoffeln
4 Frühlingszwiebeln
300 g Mozzarellakäse
125 g Greyerzer Käse
1 Becher saure Sahne
2–3 Knoblauchzehen
Salz
Muskatnuß
Butter.

Kartoffeln kochen, pellen, in Würfel schneiden.
Die Frühlingszwiebeln feinschneiden.
Den abgetropften Mozzarella auch würfeln, die Knoblauch-
zehen schälen und pressen.
Kartoffeln, Zwiebeln und Mozzarella mit der sauren Sahne
und dem Knoblauchsaft vermischen.
Mit Salz und Muskat abschmecken und in eine gefettete
Form füllen.
Greyerzer Käse darüberstreuen, Butterflöckchen darauf
verteilen und etwa 30 Minuten bei 175 °C überbacken.
   Mit grünem Salat servieren.

Ratatouille

Zutaten für 4 Personen: 500 g Fleischtomaten

500 g Auberginen

500 g Zucchini

2 grüne und 2 rote Paprikaschoten

250 g Zwiebeln

Mischung «Kräuter der Provence»

einige Knoblauchzehen

Salz

Pfeffer

Olivenöl

Zwiebeln schälen, würfeln, in Öl glasig braten.
Geschälte Knoblauchzehen häuten, in Scheiben schneiden;
Tomaten pellen, säubern, grob würfeln.
Auberginen, Paprika und Zucchini putzen, würfeln.
Alle Zutaten mit Kräutermischung, Salz und Pfeffer in
einem großen Topf etwa eine Stunde sanft schmoren lassen.

Kann mit frischen gehackten Kräutern, Bratlingen oder
Brot serviert werden.

Käse-Weizenbacklinge

Zutaten für 2–4 Personen: 150 g Weizenschrot

300 bis 350 ml Wasser

100 g Quark

1 Eigelb

etwa 50 g Haferflocken

1 Stange Lauch

100 g Schnittkäse

Pflanzenöl

Salz

Pfeffer

Thymian

Kümmel

Weizenschrot in Wasser zwei bis drei Stunden einweichen, 15 Minuten leicht kochen, nach Geschmack würzen. Eine Stunde nachquellen lassen. In einer Schüssel auskühlen.

Lauch waschen, kleinschneiden, in Öl andünsten.

Quark, Eigelb, Haferflocken und Lauch untermischen. Handtellergroße Backlinge formen, auf einem gefetteten Blech im Ofen bei 200 °C etwa 25 Minuten backen, umwenden und noch einmal etwa 15 Minuten backen.

Fünf Minuten vor Ende der Backzeit mit Käse belegen.

Dazu gibt es Tomaten- oder Käsesauce (s. u.).

Die Backlinge schmecken auch gut zu Fleisch- und Gemüsegerichten.

Tomatensoße

Zutaten für 4 Personen: 40 g fein gemahlener Grünkern
oder Weizen
500 g Tomaten
1 bis 2 Zwiebeln
2 Knoblauchzehen
400 ml Gemüsebrühe oder Wasser
200 ml Milch
4 El Olivenöl
6 El Sahne oder Crème fraîche
Salz
Pfeffer
Basilikum
Oregano

Geschälte gehackte Zwiebeln und Knoblauchzehen in Öl
und etwas Wasser andünsten, die in Würfel gehackten
Tomaten zugeben und weiter schmoren.
Getreidemehl einrühren, mit der Flüssigkeit auffüllen.
Fünf Minuten kochen. Mit den Gewürzen abschmecken.
Zum Schluß die Sahne (Crème fraîche) zufügen.

Käsesoße

Zutaten für 2–4 Personen: 50 g Weizen
fein gemahlen (alternativ 40 g Hirse,
fein gemahlen)
250 ml Wasser oder Gemüsebrühe
250 ml Milch
150–200 g Schnittkäse, gerieben
Salz
Pfeffer
Paprikapulver
Muskat

Den Getreideschrot mit etwas Wasser anrühren, eine Stunde quellen lassen.

Das übrige Wasser und die Milch erwärmen, den Schrot hineinrühren.

Fünf Minuten köcheln, vom Herd nehmen, den Käse zufügen und mit den Gewürzen abschmecken.

Nachmittags

Süßspeise

Süßer Reis

Zutaten für 2–4 Personen: 250 g Reis

100 g Nüsse

100 g Rosinen

2 Orangen (oder 2 Äpfel oder etwa

250 g Beeren)

Honig

Zimt

Vanille.

Den Reis 40 Minuten lang garen.
Obst pürieren oder fein würfeln, mit allen anderen Zutaten
unter den Reis mischen.

Mohnkuchen

Zutaten: 300 g gemahlener Mohn

200 g Weizenvollkornmehl

200 g Honig

500 ml Milch

3 Eier

1 Würfel Hefe

Zimt

Vanille

Abgeriebenes von einer Zitrone und

Saft einer Zitrone.

Alle Zutaten miteinander verkneten.
Den Teig in eine Kastenform geben und bei 200 °C 25 bis
35 Minuten backen.

Nußkuchen

Zutaten: 200 g Haselnußkerne

5 Eier

100 g Honig

1 Prise Salz

etwas Butter

Nußkerne durch die Mandelmühle drehen.

Eigelb mit Honig schaumig rühren.

Eiweiß mit Salz zu festem Eischnee schlagen.

Die gemahlenen Haselnüsse auf die Eigelbmasse geben und den Eischnee darübergleiten lassen.

Alles locker vermengen. Eine etwa 30 cm lange Kastenform mit Butter einfetten.

Den Teig einfüllen und auf 175 °C auf der untersten Schiene mindestens eine Stunde backen.

Nach etwa 25 Minuten mit Pergamentpapier abdecken.

Ofen abschalten und den Kuchen noch zehn Minuten «trocknen» lassen.

Auf einen Kuchendraht stürzen und vollständig auskühlen lassen.

Hefepfannkuchen

Zutaten für 3 – 4 Personen: 250 ml Milch

3 El Honig

15 g Hefe

200 g Weizenvollkornmehl

3 Eier

Salz

$\frac{1}{4}$ Tl Naturvanille

Öl

Die Milch mit 1 El Honig und der zerbröselten Hefe ver-
rühren.

Das Mehl in eine Schüssel geben und die Hefemilch unter
Rühren mit dem Schneebesen hineinlaufen lassen.

Eier, 1 Prise Salz und die Naturvanille darunterrühren.

Den Teig mit einem Tuch bedeckt etwa eine halbe Stunde
ruhen lassen.

Etwa handtellergroße Pfannkuchen in heißem Öl backen.

Dazu können Sie Obst, eine Zimt- und Zuckermischung
oder Vanillemilch reichen.

Suppe

Gemüsesuppe «bunt in weiß»

Zutaten für 2–4 Personen: ½ l Gemüsebrühe
1 Stück Sellerie
2 Möhren
2 Kartoffeln
1 Stange Lauch
¼ Wirsingkohl
60 g feingemahlener Dinkel
½ l Milch
etwas Butter
Crème fraîche
Salz
Pfeffer
Muskat.

Den Dinkelschrot etwa 3 Stunden in etwas Wasser einweichen.
Das Gemüse putzen, in Würfel schneiden, mit Butter und etwas Wasser etwa 15 Minuten dünsten.
Gemüsebrühe erwärmen, den Schrot einrühren, 5 Minuten köcheln.
Nun die Milch und das gedünstete Gemüse hineingeben, würzen, nachquellen lassen.
Mit Crème fraîche abschmecken.

Bunter Salat

Zutaten für 2–4 Personen: 3 rote und 3 gelbe Paprika
1 Gurke
200 g Schafskäse
1 Zwiebel
Oliven
Öl
Salz
Pfeffer
frische Kräuter

Paprika in Streifen schneiden, Käse in Würfel, Zwiebel und Kräuter feinhacken.
Aus Öl, Wasser, Salz, Pfeffer und Kräutern eine Marinade bereiten.
Die Zutaten hineingeben, unterheben, mit Kräutern bestreuen.

Rote Beete mit Nüssen

Zutaten für 4 Personen: 500 g rote Beete

2 – 3 Äpfel

4 El Crème fraîche

3 – 4 El Zitronensaft

2 – 3 El gemahlene Nüsse

Rote Beete kochen, pellen und raspeln, Äpfel schälen und reiben.

Beides vermischen.

Aus Crème fraîche und Zitronensaft eine Soße rühren, über das Gemüße gießen.

Mit geriebenen Nüssen verzieren.

Kartoffelomelett

Zutaten für 2 Personen: 6 Pellkartoffeln

2 Lauchzwiebeln

100 g Schafskäse (Feta)

4 Eier

etwa 100 ml Milch

Salz

Paprikapulver

Pfeffer

frische Kräuter

Kartoffeln würfeln, anbraten.
Lauchzwiebeln kleinschneiden, Feta zerbröckeln.
Beides zu den Kartoffeln in die Pfanne geben.
Eier mit Gewürzen verquirlen, über das Kartoffel-Zwiebel-Käse-Gemisch gießen und stocken lassen.
Mit frischen Kräutern bestreut servieren.

Buchweizenbratlinge

Zutaten für 3 – 4 Personen: 2 Tassen Buchweizen

1 Zwiebel

1 Bund Schnittlauch

200 g Schafskäse

1 Tl Paprikapulver

2 Eier

Öl

Den Buchweizen mit 4 Tassen Wasser 2 Stunden vor dem Kochen einweichen.

2 Minuten kochen und ausquellen lassen.

Während dieser Zeit die Zwiebel und den Schnittlauch kleinhacken.

200 g Schafskäse (Feta) mit der Gabel zerdrücken.

1 Tl Paprikapulver und 2 Eier hinzufügen.

Alles miteinander vermischen. Frikadellen formen, in heißem Öl auf jeder Seite 5 Minuten zugedeckt braten.

Roggen «Anno dazumal»

Zutaten für 2 – 4 Personen: 200 g Roggen (ganze Körner)
Wasser
Salz
Butter
Gewürze oder Honig
(je nach Geschmacksrichtung).

Die Roggenkörner in etwa 500 ml Wasser acht bis zehn
Stunden (über Nacht) einweichen.
Eineinhalb Stunden köcheln. Gewürze wie Salz, Rosmarin,
Thymian und Kümmel zugeben und nachquellen lassen.
Mit etwas zerlassener Butter servieren.

Wollen Sie ein süßes Roggengericht essen, fügen Sie nur
eine Spur Salz hinzu.
Süßen Sie nachher mit Honig, Sirup oder eingedicktem
Fruchtsaft.
Sie können auch frisches kleingeschnittenes Obst unterhe-
ben, vielleicht mit einer Spur frischer Sahne.

Wenn Sie morgens Müsli oder Eigerichte, mittags Fleisch, Fisch
oder Tofu, ansonsten Käse, Milchprodukte und Getreideprodukte
zu sich nehmen, wird es Ihnen nach einer Eingewöhnungszeit
leichtfallen, viel appetitlich verpacktes Eiweiß für zwei zu essen.

Gestose (EPH-Gestose, Präeklampsie / Schwangerschaftsvergiftung)

Mangelernährung in der Schwangerschaft führt bei etwa jeder zwölften Schwangeren zu einer Stoffwechselstörung, die in einem Versagen von Leber und Niere enden kann. Mediziner nennen das Gestose oder Präeklampsie. Die Anzeichen sind:
- Ödeme (Wasseransammlungen im Gewebe)
- Proteinurie (Eiweißausscheidung im Urin)
- Hypertonie (erhöhter Blutdruck)

Die Ödeme im Körper können schlimmstenfalls auch das Gehirn betreffen. Die Gehirnadern ziehen sich dadurch krampfartig zusammen, der Stoffwechsel der Gehirnzellen verändert sich. Es kann zu Krampfanfällen kommen. Dieser Zustand wird auch als Eklampsie bezeichnet. Weil Mutter und Baby während dieser Krämpfe fast keinen Sauerstoff erhalten, sind sie für beide lebensgefährlich. Das Krankheitsbild der EPH-Gestose ist schon sehr lange bekannt. Da niemand auf den Zusammenhang mit mangelhafter Ernährung kam, wurden und werden bis heute die beiden Hauptsymptome Ödeme und Bluthochdruck der Gestose einzeln und eher erfolglos behandelt.

Von vielen zum Teil absurden Theorien, die zur Entstehung der Gestose entwickelt wurden, hat sich die der zu starken Gewichtszunahme als Ursache der Erkrankung leider bis heute erhalten. Es heißt, Fetteinlagerungen verstopften die Blutadern der Mutter und ließen dem Baby zuwenig Sauerstoff zukommen, so daß es schlecht wachse. Die Geburt werde schwieriger, weil das Becken der Mutter von Fettgewebe verengt werde.

Da die schwerkranken Schwangeren, die an Gestose oder gar

an Eklampsie leiden, stark aufgedunsen aussehen, glaubten sich die Ärzte in der «Gewichtstheorie» bestätigt. Dabei waren die Wassereinlagerungen eher die Folge der Mangelernährung.

Veraltete Therapien noch heute angewendet

In den fünfziger und sechziger Jahren wurden vor allem in Amerika sogar Appetitzügler (Amphetamine) mit gefährlichen Nebenwirkungen von Frauenärzten eingesetzt, um eine Gewichtszunahme bei Schwangeren zu verhindern. Die Auswirkungen der Mangelernährung auf den Ausgang der Schwangerschaft waren katastrophal: Die Gestose wurde (natürlich) nicht verhindert. Die Babys kamen zu früh, zu schwach und meist per Kaiserschnitt zur Welt.

Leider ließen viele Ärzte nicht von dieser Theorie. Um eine gesunde Gewichtszunahme zu verhindern, verordneten sie routinemäßig sogar harntreibende Medikamente (Diuretika). Diese Medikamente befördern Wasser und Mineralien aus dem Körper und werden bei bestimmten Herz- und Nierenerkrankungen als Therapie eingesetzt. Sie hatten schwere Nebenwirkungen auf Mutter und Baby.

Diuretika führten bei Schwangeren quasi zu einem Schockzustand, einem «Verbluten ohne Blut» durch Flüssigkeitsverlust. Da sich beim Schock die Durchblutung des Körpers auf die wichtigsten Organe konzentriert, «zentralisiert», wird die Plazentadurchblutung vernachlässigt. Das Baby erhält viel weniger Nahrung und Sauerstoff als unter optimalen Bedingungen.

Die Kombination aus Appetithemmung, zuwenig Nahrung, Salzmangel und Salzverlust durch Medikamente schufen, wie der Frauenarzt Dr. Tom Brewer schrieb, die «Grundlage für die Schwangerschaftsunterernährung der Mittelklasse in einem beispiellosen Ausmaß» (Brewer, 1969, S. 167).

Schwere Gestosen hatte es in den USA und weltweit bis in die fünfziger Jahre fast nur bei armen, unterernährten Schwangeren gegeben. Nun wurden mit zehn bis 15 Prozent auch Frauen aus der Mittel- und Oberschicht Klientel der Frauenarztpraxen und Geburtskliniken.

Dieses Muster der Gestose-«Therapie» wurde von Deutschland wie von allen anderen Industrienationen von den USA übernommen.

Schwangere hungern immer noch

Obwohl appetithemmende und harntreibende Mittel aus der Schwangerenvorsorge heute verschwunden sind, ist die Überzeugung, daß die werdende Mutter wenig zunehmen sollte, um eine Gestose zu verhindern, immer noch «in». Eine Hebamme klagt (im Februar 1996), daß «schwangeren Frauen in den letzten Jahren immer noch salzarme Kost sowie Reis- und Obsttage empfohlen werden» und sie oft verzweifelt zusehen mußte, wie Hebammen und Gynäkologen ungewollt mehr Schaden angerichtet haben, als ihnen bewußt war.

Eine Schwangere berichtet, daß ihr Gynäkologe sie bereits in der 6. Schwangerschaftswoche darauf hinwies, daß sie nicht zuviel zunehmen dürfe. Da sie schon etwa übergewichtig war, litt sie unter Schuldgefühlen. In dem Bemühen, alles richtig zu machen und den Gynäkologen mit ihrem Verhalten zufriedenzustellen, verzichtete sie sogar auf den halben Liter Milch täglich, den sie sich vorgenommen hatte zu trinken.

«Bis zur nächsten Untersuchung hatte ich dann neun Pfund zugenommen. Mit Angst ging ich zur Untersuchung, fühlte mich schlecht und hatte dicke Füße und Beine. Natürlich gab es das erwartete Donnerwetter. Es dauerte eine Woche, bis ich mich wieder beruhigt hatte.» Sie ertrug dies wochenlang, bis sie von einer wohlmeinenden Kollegin fast gezwungen wurde, den Gynäkologen zu wechseln. Dort «durfte» sie zwar etwas mehr zunehmen, doch die schlechte Ernährungsgrundlage ließ sich nicht mehr gutmachen. Sie bekam eine Gestose, die im Krankenhaus nach klassischem Muster mit salzarmer Kost, harntreibenden Mitteln und blutdrucksenkenden Medikamenten behandelt wurde. In der 37. Schwangerschaftswoche mußte ihr Kind per Kaiserschnitt geholt werden. Zu ihrem Erlebnis meint sie: «...Ich bin jetzt froh, daß die Sache (Schwangerschaft und Geburt) ausgestanden ist. Ob ich noch ein weiteres Kind möchte, weiß ich nicht. Zum einen habe ich einen schönen Job, an dem ich hänge, und zum anderen ist da natürlich die Angst, daß das alles noch mal passiert, was ich keinem wünsche.» (Rundbrief Gestose-Frauen 4, S. 19)

Gestose zeigt die Symptome Ödeme, Bluthochdruck und Nierenschäden mit Eiweißverlust über die Niere. Nach der englischen Abkürzung heißt sie nach den Anzeichen Edema, Proteinuria und Hypertonia EPH-Gestose. Bei schweren Formen der Gestose tritt zusätzlich eine Leberbeteiligung auf. Hier gibt es fließende Übergänge zum sog. HELLP-Syndrom (s. S. 107 f.). Schauen wir uns die einzelnen Symptome etwas näher an.

Ödeme

Über 60 Prozent aller gesunden Schwangeren entwickeln zu irgendeinem Zeitpunkt ihrer Schwangerschaft solche Wassereinlagerungen. In der Schwangerschaft produziert nämlich der Mutterkuchen in immer größeren Mengen schwangerschaftserhaltende Hormone wie Östrogen und Progesteron. Je größer der Mutterkuchen und je besser die Verbindung des mütterlichen zum kindlichen Kreislauf ist, um so mehr Hormone gelangen in den Blutkreislauf der Mutter. Sie bewirken, daß Wasser vermehrt im Gewebe festgehalten wird. Sie sind somit das Zeichen einer gesunden Schwangerschaft, vor allem, wenn sie in den letzten Wochen und verstärkt am Abend auftreten. Legt die Schwangere die Füße einige Zeit lang hoch, verschwinden die «gesunden» Ödeme wieder. Aber auch Ödeme im Gesicht oder an den Händen müssen kein krankhaftes Zeichen sein. Geht es der werdenden Mutter gut, hat sie keinen erhöhten Blutdruck oder Eiweiß im Urin, sind diese Schwellungen eher als kosmetische Besonderheit anzusehen. Bei einer «Einlings»-Schwangerschaft beträgt allein das gespeicherte Körperwasser acht bis zehn Kilo. Bei Zwillingen können es bis zu 20 kg sein!

Ödeme sind auch eine Art körpereigene Infusion, die der Mutter über den Blutverlust bei der Geburt helfen. Bei einer normalen Entbindung gehen mindestens 150 bis 300 ml Blut verloren.

Wenn Sie geschwollene Hände oder Füße haben, sollten Sie sich fragen, ob Sie sich vollwertig, eiweißreich und salzreich ernähren. Versuchen Sie, noch mehr Milch, Vollkorngerichte, grüne Gemüse und Obst in Ihren Speiseplan aufzunehmen. Ist Ihre Ernährung optimal, sind die Ödeme ein gutes Zeichen.

Ödeme bestimmen die Stillfähigkeit

Nur wenn Sie in der Schwangerschaft genug Gewebswasser gespeichert haben, kann dieses Wasser nach der Geburt in genügend Milch «umgewandelt» werden. Mangelnde Gewichtszunahme ist einer der Hauptgründe für zuwenig Milch, was Mütter beim Stillen schließlich resignieren läßt. Mütter, die weniger als 25 Pfund zunehmen, haben in der Regel mehr Probleme, ausreichend Milch zu bilden. Sie müssen sich nach der Geburt besonders gut beraten lassen (etwa von der La Leche Liga), viel trinken und sich vollwertig ernähren. Auch in der Stillzeit sollten Sie sich an den Ernährungsplan halten.

Gerade wenn Sie vorhaben, Ihr Baby voll zu stillen, sollten Sie «für zwei» essen, um später die Bedürfnisse des Säuglings befriedigen zu können.

Die Niere ist eines der Organe, die sich in der Schwangerschaft am stärksten verändert. Das Hormon Prostaglandin, das von den Zellen des wachsenden Mutterkuchens ausgeschüttet wird, stellt alle Gefäße im Körper weit, darunter auch die der Niere.

Das Gesamtkörperwasser steigt im Verlauf der Schwangerschaft um acht bis zehn Liter. Durch die Vergrößerung der Blutgefäße und des Blutflusses steigt die Nierendurchblutung auf fast das Doppelte an. Jedes einzelne Nierenkanälchen muß wesentlich mehr arbeiten. Diese kleinsten Funktionseinheiten der Niere brauchen daher auch mehr Sauerstoff, Salz und Nährstoffe als zuvor.

Mehr Salz für Schwangere!

«In der Tat ist die Schwangerschaft der einzige Zustand, in dem der Körper mehr Natrium braucht, um gesund zu bleiben», sagen Gail und Tom Brewer in ihrem Handbuch «Was jede schwangere Frau wissen sollte» (1989, S. 17). Die Autoren wissen, wovon sie reden: Der Frauenarzt Dr. Tom Brewer hat in seinem Vorsorgeprojekt nur durch gute Ernährung Tausende von Risikoschwangeren vor einer Gestose bewahrt. Seine Frau, die Ernährungsberaterin und Geburtsvorbereiterin Gail, hat selber sechs Kinder zur Welt gebracht, darunter Zwillinge, die mit 4130 g bzw. 4080 g zehn Tage nach Termin natürlich geboren wurden.

Salz hilft, die Blutmenge der werdenden Mutter um fast das Doppelte zu erhöhen und sie in den Blutadern zu «halten». Befinden sich durch gute Ernährung genug Salz und Eiweiß in den Blutgefäßen, binden sie dort Wasser. Es tritt dann trotz der Schwangerschaftshormone nur in geringer Menge in das umliegende Gewebe als Ödem aus. Diese relativ geringe Menge an ausgetretenem Gewebswasser macht das gesunde, «rosige» Ödem der Schwangeren aus. Ein anderer Fall tritt ein, wenn zuwenig Salz und Nährstoffe im Blutplasma gelöst sind.

Fehlen Nährstoffe und Salz durch Diät und salzarme Kost, hat das mehrere schwerwiegende Folgen:

1. Es bilden sich Ödeme.
2. Die Gebärmutter wächst nicht richtig.
3. Auch die Blutadern wachsen nicht optimal. Sie können verstopfen, was zum Absterben von Plazentateilen führen kann (Plazentainfarkte). An diesen Stellen gelangt kein Sauerstoff mehr zum Baby. Schlimmstenfalls löst sich der betroffene Teil des Mutterkuchens von der Gebärmutterwand. Einblutungen in die Gebärmutter können den ganzen Mutterkuchen ablösen. Diese sogenannte vorzeitige Plazentalösung ist einer der Hauptgründe für Totgeburten.

Die Vermutung, daß die Salz- und Eiweißzufuhr direkt den Ausgang einer Schwangerschaft beeinflußt, bewies schon 1958 die Londoner Gynäkologin Dr. Margaret Robinson (1958, S. 178). Sie führte eine Studie an über 2000 zufällig ausgewählten schwangeren Frauen durch. Der Hälfte von ihnen wurde angeordnet, ihren Salzverbrauch stark zu senken. Die anderen 50 Prozent sollten bewußt mehr Salziges essen. Jede werdende Mutter sollte notieren, wieviel Salz sie gegessen hatte. Zwar wurden die Schwangeren ansonsten nicht beeinflußt, was oder wieviel sie essen sollten. Aber viele salzhaltige Nahrungsmittel haben auch einen hohen Proteingehalt. Käse, geräucherter Fisch, geräuchertes Fleisch, Eintopfgerichte aus Linsen und Erbsen und auch Milch sind relativ billige Eiweiß- und Salzquellen. Da die Studie hauptsächlich Mütter der unteren Einkommensschichten umfaßte, bedeutete der Verzicht auf Salz in der Regel auch eine eiweißarme Kost. Die meisten konnten sich keine teuren eiweißreichen Lebensmittel, wie mageres Fleisch, leisten.

Die Ergebnisse der Studie gelten noch heute. In der Gruppe mit Salz-(und Proteineinschränkung) gab es:

- eine doppelt so hohe Säuglingssterblichkeit,
- 24 Totgeburten aufgrund mangelhafter Plazentafunktion,
- dreimal soviel geschädigte Plazenten mit Wachstumsminderung bei den Babys,
- zweieinhalb mal soviel Gestosen,
- mehr Geburtskomplikationen,
- mehr Schwangerschaftsbeschwerden: Viele Mütter litten an Wadenkrämpfen.

Der tragische Ausgang der Studie für die Babys, deren Mütter sich salzarm ernährt hatten, zeigt deutlich, wie wichtig dieses Mineral in der Schwangerschaft ist.

Unkenntnis über Salz noch immer verbreitet

Welche Folgen ärztlich verordneter Salzmangel für die werdende Mutter hat, mußte eine Schwangere noch 1994 erfahren (Rundbrief Nr. 38, S. 7): In der 25. Schwangerschaftswoche bekam sie starke Ödeme und ihr Blutdruck stieg. Ihre Ärztin riet ihr zu «Grünem Hafertee» zum Ausschwemmen und Blutdrucktabletten. Als der Gynäkologin in der 31. Schwangerschaftswoche anhand eines Ultraschalls auffiel, daß das Baby zwei Wochen im Wachstum zurück war, wies sie Irene für den nächsten Tag ins Krankenhaus ein. Dort bekam sie salzlose Kost und blutdrucksenkende Tabletten. Dafür wurde sie dem Streß ausgesetzt, keinen Besuch empfangen zu können, weil sie das angeblich aufgeregt hätte. Dies und das Im-Bett-liegen-Müssen empfand sie als schrecklich.

Nach einer Woche salzloser Kost, Blutdrucktabletten und Psychostreß entwickelte sie das Vollbild der Präeklampsie mit starken Kopfschmerzen und einer Blutdruckkrise. Ein Kaiserschnitt wurde gemacht, um das Leben des Babys zu retten. Sophia war 1400 g schwer, 38 cm lang und mußte beatmet werden. Irene lag nach der Operation noch vier Tage auf der Intensivstation. Das Kind mußte zehn Wochen im Krankenhaus bleiben, bis es mit 2200 g entlassen werden konnte.

Der Salzverbrauch wird fälschlicherweise nicht nur als Auslöser von Ödemen, sondern auch von erhöhtem Blutdruck gehalten. Besonders bei Schwangeren ist dies jedoch ein Trugschluß. Eher scheint ein Mangel an wichtigen Nährstoffen erhöhten Blutdruck hervorzurufen. Dies bestätigte schon 1984 eine Studie unter der Leitung von Dr. David McCarron von der Oregon Gesundheitswissenschaftlichen Universität. Er hatte die Ernährung von mehr als 10 000 US-Amerikanern überprüft. Zu seiner Überraschung stellten die Wissenschaftler fest, daß in der Gruppe, die am meisten Kochsalz zu sich nahm, prozentual am wenigsten Bluthochdruck festgestellt wurde. Die meisten Hochdruckkranken fanden sich in der Gruppe der Leute, die am wenigsten Kochsalz aßen. Wer dagegen wenig Kalium und Kalzium zu sich nahm oder auch einen Mangel an Vitamin A oder Vitamin C hatte, litt überdurchschnittlich oft an Bluthochdruck.

Wer also Milch, Milchprodukte und Käse als Hauptquellen von Natrium, Kalium und Kalzium ißt, schützt sich vor Bluthochdruck (Rundbrief, Nr. 20, S. 15 ff).

Diese Studie stellt allerdings nur eine Stufe in der Erkenntnis dar, daß erhöhter Blutdruck multifaktorell bedingt ist und Ernährung dabei eine wichtige Rolle spielt.

Sinkt dagegen die Salzzufuhr unter die aktuellen Bedürfnisse des Körpers, reagieren dafür empfindliche Meßrezeptoren in den Nieren, indem sie das Hormon Renin in höherer Konzentration in den Blutkreislauf ausschütten. Daraufhin werden zwei andere Hormone, Angiotensin und Aldosteron, vermehrt produziert. Ihr Ziel ist, daß sich die Blutgefäße verstärkt zusammenziehen, da dem Körper durch den Salzmangel ein Flüssigkeitsmangel vorgetäuscht wird. Nun wird dieselbe Blutmenge durch engere Gefäße gepreßt. Die Folge ist erhöhter Blutdruck. Er normalisiert sich, wenn genug Salz, Eiweiß und Flüssigkeit zugeführt wird.

Dabei sind die Nierenzellen – die auch als Druckrezeptoren dienen – bei Schwangeren für Salzmangel besonders sensibel. Die Schwangere braucht, da ja ihre Blutmenge erheblich zunimmt, viel mehr Flüssigkeit, Salz und Eiweiß, damit die Druckmeßfühler anzeigen: «Keine Druckerhöhung nötig». Diese Fühler in den Nierenzellen reagieren schon auf geringen Salz- und Flüssigkeitsverlust. Noch mehr trifft dies für Frauen zu, die schon vor der Schwangerschaft zu Bluthochdruck neigten – vielleicht, weil ihnen Mikronährstoffe fehlten.

Ödeme durch Leberschäden –
das HELLP-Syndrom

Die wissenschaftliche Erklärung lautet nach den Anfangsbuchstaben:
H – Hämolyse (Zerstörung der Blutplättchen)
EL – Elevated Liver Enzymes (erhöhte Leberenzyme)
LP – Low Platelets (zuwenig Blutplättchen)
= HELLP

Was haben Leber, Mangelernährung und Blutplättchen mit der Schwangerschaft zu tun?

Die Leber ist in der Schwangerschaft eines der am meisten geforderten Organe. Sie ist schon ohne Schwangerschaft das wichtigste Stoffwechselorgan des Organismus. Nicht umsonst wird sie als «Hauptlaboratorium» des Körpers bezeichnet. Einfache und vernetzte Zucker, Plasmaeiweiße, Fette, Cholesterin, Harnstoff, Gerinnungsfaktoren und auch Plazentahormone werden in ihr hergestellt. Außerdem stellt die Leber das Hauptspeicherorgan für die fettlöslichen Vitamine A, D, E, K und für Vitamin B 12 dar.

Um diese Aufgaben zu erfüllen, benötigt die Leber, schon wenn eine Frau nicht schwanger ist, sehr viel Durchblutung und Energie. Ein Viertel bis ein Drittel des Blutvolumens, das vom Herzen mit jedem Schlag ausgeworfen wird, durchströmt zuerst dieses etwa drei Pfund schwere Organ. Alle aus dem Darm in die Pfortader geleiteten Nährstoffe passieren zuerst die Leber.

Hormondysbalance durch Nährstoffmangel

In der Schwangerschaft steigt der Energiebedarf der Leber um ein Vielfaches an. Zellproduktion, Synthese und Entgiftung kosten Kalorien, hochwertiges Eiweiß und Vitamine. Mütterliche Mangelernährung in einer Zeit stark erhöhten Bedarfs führt daher zu einem Zusammenbruch der Organfunktion, dem HELLP-Syndrom.

Das gestörte Gleichgewicht zwischen den Hormonen Thromboxan und Prostaglandin führt bei Gestose und HELLP-Syndrom zu einer etwa siebenfach erhöhten Menge an Thromboxan in den Blutadern. Dadurch kommt es zu Spasmen (Krämpfen) in den Gefäßen des Körpers. Die zarten Zellen, die deren Innenwand auskleiden, werden dadurch verletzt. Fibrin, eine klebrige Substanz, die diese Wunden schließen soll, wird in der Umgebung der verletzten Zellen ausgeschieden. Fast alle Adern des Körpers sind betroffen. Durch diesen Prozeß werden Blutplättchen und Gerinnungsfaktoren in großer Menge verbraucht. Rote Blutkörperchen bleiben an der Gefäßwand hängen und werden zertrümmert. Der veränderte Blutfarbstoff fällt oft äußerlich als brauner Urin auf.

In der Leber werden die Blutadern mit Blutplättchen und geschädigten Blutkörperchen zugestopft. Die Dehnung der Gefäßwände durch dieses Material und Fibrin reizt die Schmerzrezeptoren in der Leberkapsel.

Erkennungszeichen des HELLP-Syndroms

Schmerzen im Oberbauch sind das Leitsymptom für das HELLP-Syndrom, das leider oft auch von Ärzten fehlinterpretiert wird. Von Darmkneifen, Wehen, Kindsbewegungen, falscher Kindslage bis zu Blähungen liegen die Vermutungen, die manche Schwangere und ihre Babys in Lebensgefahr gebracht haben. Oft geht ein Infekt voraus, den die erschöpfte Leber nicht verkraftet.

In fortgeschrittenem Krankheitsstadium ist der Urin bräunlich, der Stuhl kann eine weißliche Farbe haben. Meist fühlt sich die Schwangere krank, hat Kopfweh, ist blaß, matt und hat eventuell einen Gelbschimmer im Augenweiß, der vom zerstörten Blutfarbstoff herrührt.

Meistens bestehen zugleich die Gestose-Symptome erhöhter Blutdruck, Eiweiß im Urin und Ödeme. Bei der Blutuntersuchung fallen erhöhte Leberwerte und Veränderungen bei der Blutgerinnung auf.

Der Verlauf des beginnenden Leberversagens ist unberechenbar. Es kann sich innerhalb von Stunden ein lebensbedrohliches Krankheitsbild entwickeln, das die sofortige Schnittentbindung erforderlich macht. Der Arzt, der bei Ihnen ein HELLP-Syndrom vermutet oder feststellt, wird Sie daher sofort in eine größere geburtshilfliche Klinik einweisen, in der auch eine Neugeborenen-Intensivstation ist. Zu warten, ob die Leberfunktion der Mutter sich bessert, erscheint den meisten deutschen Ärzten zu riskant. Die Beendigung der Schwangerschaft durch Kaiserschnitt bewirkt bei fast allen Schwangeren eine Erholung der Leberfunktion.

Da sich die meisten HELLP-Syndrome in der 26. bis 34. Schwangerschaftswoche zeigen, ist ein Kaiserschnitt nach Ansicht der meisten bundesdeutschen Mediziner auch für das Baby besser. Wegen der Mangelernährung sind die Babys der HELLP-Patientinnen fast immer im Wachstum zurück und leichter als sie sein sollten. Eine normale Geburt wäre für diese Frühchen mit vielen Risiken behaftet.

Kapitel 7 *Risiken verhindern*

Übergewichtige Frauen

Frauen, die bereits vor der Schwangerschaft etliche Kilos zuviel auf die Waage brachten, sind nun doppeltem Streß ausgesetzt: Sie müssen sich regelmäßig von einer Arzthelferin wiegen und manche Kommentare dazu über sich ergehen lassen. Das Gewicht, für manche das bestgehütete Geheimnis, wird offenbart und für alle lesbar in den Mutterpaß eingetragen. Zeigt sie den Mutterpaß Freundinnen oder Kolleginnen, sehen diese auch das Gewicht. So fühlen sich manche als «dicke Mutter» im wahrsten Sinn des Wortes abgestempelt.

Ferner sind sie dem doppelten Streß ausgesetzt, «Dicksein» nicht nur als Schönheitsrisiko, sondern auch als Schwangerschaftsrisiko anzusehen, wie dies von den meisten Ärzten, Hebammen und Medien völlig undifferenziert verbreitet wird.

So kann die «starke» Frau im «Großen Ravensburger Buch der Schwangerschaft» von der Frauenärztin Dr. Miriam Stoppard nachlesen: «Wenn man übergewichtig wird, ergeben sich verschiedene Probleme. So besteht z. B. ein Zusammenhang zwischen zu großer Gewichtszunahme und Kaiserschnitt. Wahrscheinlich arbeiten die Gebärmuttermuskeln weniger gut, wenn sich Fett zwischen den Fasern ansammelt, sie können sich nicht genug zusammenziehen, um das Baby herauszudrücken, wenn die Wehen eingesetzt haben» (1985, S. 106). Diese Aussage ist einfach unwahr und macht «dicken» Schwangeren unnötig angst.

In dem Werk «Schwangerschaft und Stillzeit – jetzt das Richtige essen» (von Cramm, 4. Aufl. 1991) werden zwar keine Risiken für Übergewichtige mehr aufgezählt. Jedoch fordert die Autorin, die Gewichtszunahme auf zehn bis zwölf Kilogramm zu beschränken. Während den untergewichtigen Frauen eine «Mehrzunahme» zugestanden wird, müssen sich Übergewichtige immer noch an die Kurve der Deutschen Gesellschaft für Ernährung halten (1993, S. 11). Bettina Köhler rät den übergewichtigen werdenden Müttern gar, bis zur 16. Woche nichts zuzunehmen (1995).

Sieht man davon ab, daß die übergewichtige Schwangere sich natürlich auch vollwertig und ihrem Appetit entsprechend ernähren sollte (s. Plan, S. 34 ff.), wird in diesen Empfehlungen nicht zwischen einer kräftig gebauten, gesund und vitaminreich ernährten Frau und einer Frau, die dick ist, weil sie sich mit leeren Kalorien vollstopft, unterschieden.

Wenn Sie übergewichtig sind, lassen Sie sich nicht einreden, daß Sie weniger zunehmen dürfen als andere Frauen. Der vorgestellte Ernährungsplan gilt auch für Sie. Auch Sie müssen sich an kein bestimmtes Schema der Gewichtszunahme halten. Sie brauchen einen verständnisvollen Gynäkologen. Wenn er nicht die Wertigkeit gesunder, salzreicher Nahrung mit ausreichend Kalorien akzeptiert, sollten Sie sich bald einen anderen Arzt suchen, um Streß und Mangelernährung zu vermeiden.

Wenn Sie sich in etwa an den Ernährungsplan halten und sich wohl fühlen, brauchen Sie sich überhaupt nicht zu wiegen. Später zeigt das Wachstum des Kindes im Ultraschall mehr als irgendwelche Pfunde im Mutterpaß. Wenn das Baby sehr groß wird, heißt das nicht, daß die Geburt schwer sein muß. Mit vitaminreicher Ernährung tun Sie das Beste, um eine gute Muskelarbeit der Gebärmutter und eine maximale Dehnung der Scheide ohne Riß vorzubereiten.

Übrigens wurde schon vor über 50 Jahren bewiesen, daß Mütter mit guter Ernährung und gesunder Gewichtszunahme (mehr als 24 Pfund) größere Neugeborene gebären, aber weniger Geburtskomplikationen entwickeln. Der Frauenarzt Ebbs aus Toronto konnte in den Kriegszeiten 1941 drei Gruppen von werdenden Müttern in unterschiedlichem Ernährungszustand untersuchen: Bei der einen Gruppe (120 Frauen) waren Ernährungsmängel deutlich. Die Frauen wurden jedoch – ähnlich wie heute noch in vielen Frauenarztpraxen – nicht darüber beraten. Bei der zweiten Gruppe mit bekannter Mangelernährung erhielten die 170 Schwangeren eine Schulung über gute Ernährung. Die dritte Gruppe (90 Frauen) bekam zusätzlich Lebensmittelunterstützung.

Das Ergebnis von Ebbs' Untersuchung erstaunt noch heute: Schwierige, langsame und schmerzhafte Geburtsarbeit fand sich bei fast 25 Prozent der schlecht ernährten Frauen, dagegen nur bei zwei Prozent der gut ernährten (Ebbs, 1941, S. 515). Durchschnittlich war die Geburt bei den mit gesunden Lebensmitteln unterstützten Frauen um fünf Stunden kürzer! Diese Mütter erholten sich auch am schnellsten von der Geburt. Sie wiesen die niedrigste Rate an Geburtskomplikationen auf. Die Beobachtung, daß gut genährte Mütter große Babys in einer relativ leichten Entbindung mit wenig Komplikationen bekommen, wurde später von der Ernährungswissenschaftlerin Agnes Higgins aus Montreal anhand von über 1700 Geburten bestätigt (Higgins, 1976, S. 17).

Sie sehen also, daß Sie nicht befürchten müssen, wegen gesunder Gewichtszunahme und wegen eines schweren Babys Probleme bei der Geburt zu bekommen!

Untergewichtige Frauen

Als Ratschlag für untergewichtige Frauen: Sicher wird es Sie am Anfang Überwindung kosten, «soviel» zu essen, gerade in einer Zeit, in der die Magennerven wegen der hormonellen Umstellung manchmal nervös reagieren. Auch in der Endphase der Schwangerschaft sind kleine zarte Frauen so vom Baby «angefüllt», daß sie nur kleinste Mengen auf einmal essen können. Trifft dies auf Sie zu, ernähren Sie sich dabei so eiweiß- und kalorienreich wie möglich.

In der Schwangerschaft mit meinem sechsten Kind, Sören, konnte ich (Ausgangsgewicht 48 kg) zum Beispiel eine lange Zeit nur Cashew-Nüsse essen und Kakao in kleinen Schlucken trinken (3,8 % Fett). Sören wog fast neun Pfund.

Äußert sich Ihr Gynäkologe abwertend zu Ihrer «starken» Gewichtszunahme, versuchen Sie ihn ruhig mit Argumenten der Ernährungsphysiologie vom «Essen für zwei» zu überzeugen.

Bekommen Sie Ihr erstes Kind, sollten Sie sich vor Augen halten, daß es gerade bei sehr schlanken Frauen monatelang dauern kann, bis sie ihre Figur wiederhaben. Das hängt natürlich auch von der Rückbildungsgymnastik und dem Lebensstil ab, den Sie annehmen. Versuchen Sie, die relativ kurze Zeit der Schwangerschaft als Zeit der Zunahme zu akzeptieren.

Vielleicht gefällt Ihnen die «Nach-Geburts-Figur» wider Erwarten doch, weil sie besser zu Ihrem Weltbild und Selbstverständnis paßt.

Oder Sie stellen fest, daß Sie sich innerlich und äußerlich eben nur wenig verändert und sich umsonst Sorgen gemacht haben. Lassen Sie es einfach auf sich zukommen.

Jede Schwangerschaft, Geburt und Stillzeit ist ein besonderer Streßfaktor im Leben einer Frau. Dies betrifft Körper und Seele. Dazu kommt der gestörte Schlaf, der schon für sich genommen an den Nerven zerrt, Schwindelgefühl und Kopfschmerzen erzeugt. Wenn Sie sich entschieden haben, Ihre Kinder in kurzen Abständen zu bekommen – bei mir waren es «stets» zirka eineinhalb Jahre Abstand –, sollten Sie besonders auf vollwertige Ernährung achten.

Die Empfehlungen in diesem Zusammenhang sind relativ leicht zu befolgen:

Essen Sie nach dem Ernährungsplan «für zwei», meiden Sie Süßigkeiten. Nehmen Sie sich Zeit für gute Mahlzeiten. Gönnen Sie sich täglich frischen Salat oder ein frisch zubereitetes Gemüsegericht. In Streßzeiten kann es sinnvoll sein, Vitamin-C-Brausetabletten à 1000 mg zwei- bis dreimal am Tag zu trinken und Vitamin E, Vitamin B und Magnesium in Tablettenform zusätzlich zu nehmen.

Viel schwerer ist es, diese Tips als gestreßte Mutter zu verwirklichen und sich selbst mehr Ruhe zu gönnen. Je größer die Anforderungen sind, mit denen die Schwangere jonglieren muß, um so kleiner wird meistens der Spielraum, den sie für sich beanspruchen kann. Ganz klein wird er für Alleinerziehende mit mehreren Kindern, die für jede Stunde Ruhe Babysitter, Tagesmütter oder Haushaltshilfen bezahlen müssen.

Gehören Sie zu der Gruppe der bereits überbelasteten Mütter, führen Sie sich vor Augen, daß gerade Sie auf den schützenden Effekt guter Ernährung nicht verzichten können. Ebenso sollten Sie akzeptieren, daß Sie sich Freiraum schaffen müssen, damit Sie ausreichend Energie tanken können.

Nur weil Sie Zwillinge erwarten, sind Sie laut Mutterpaß eine Risikoschwangere. Fassen Sie es nur als Möglichkeit auf – Ihr Risiko ist nicht größer als das von Müttern eines Babys, *wenn* Sie sich entsprechend ernähren.

Sie brauchen pro Kind etwa 600 kcal mehr. Sie werden viel mehr Ödeme haben und auch mehr zunehmen. Zwei gesunde Plazenten für zwei Babys bilden eben viel mehr Hormone als eine. Wenn Sie diese Tatsache bejahen, entsprechend einkaufen, kochen und essen, werden Sie Ihr Komplikationsrisiko vermindern. Aller Wahrscheinlichkeit nach kann man sagen:

– Ihre Kinder werden nicht vor Termin zur Welt kommen!
– Ihre Kinder werden nicht zu leicht und zu klein sein
– Ihre Kinder werden keine gesundheitlichen Störungen haben
– Wahrscheinlich wird kein Kaiserschnitt notwendig sein.
– Mit viel Hilfe und Organisation werden Sie stillen können.

Ein positives Beispiel für Zwillingsmütter, das Mut macht, ist eine langjährige Mitarbeiterin und ehemalige Vorsitzende bei den «Gestose-Frauen». Sie hatte bei ihrer ersten Schwangerschaft Gestose-Anzeichen entwickelt, die mit blutdrucksenkenden Medikamenten, salzarmer Kost und Reistagen «behandelt» wurden. Ihr Baby kam tot zur Welt. Als sie von der neu gegründeten Selbsthilfegruppe hörte, wurde sie tätiges Mitglied und mußte feststellen: «...Heute weiß ich, daß das Kind nicht hätte sterben müssen. Ich bin damals völlig falsch behandelt worden» (Rundbrief Nr. 16, S. 27). Mit ihren neu gewonnenen Ernährungskenntnissen wagte sie eine neue Schwangerschaft. Ihr Zwillingspärchen wurde nach einer Schwangerschaft ohne größere Probleme gesund geboren.

Mütter mit erhöhtem Blutdruck

Zu Beginn der Schwangerschaft

Betroffene Frauen müssen vom Arzt abklären lassen, ob der erhöhte Blutdruck organische Ursachen hat und vielleicht schon Schäden an Herz, Augen und Nieren hinterlassen hat. Elektrokardiogramm (EKG), Echokardiographie, Sonographie von Herz und Nieren und Blutuntersuchungen beantworten diese Fragen. Diese Untersuchungen können bei Ihnen auch in der Frühschwangerschaft gefahrlos gemacht werden.

Fast alle Ärzte vertreten heute die Ansicht, daß blutdrucksenkende Medikamente in der Schwangerschaft so vorsichtig wie möglich eingesetzt werden sollten. Sogenannte kardioselektive Betarezeptoren-Blocker zum Beispiel wirken nur beruhigend auf das Herz der Mutter. Sie beeinflussen ihren Stoffwechsel und den des Babys kaum. Besprechen Sie mit Ihrer Ärztin, was ihrer Meinung nach schwerer wiegt: Ein stets, wenn auch leicht, erhöhter Blutdruck oder die Nebenwirkungen der Medikamenteneinnahme in der Schwangerschaft. Entscheiden Sie sich mit Ihrer Ärztin für ein bestimmtes Medikament, sollten Sie es nehmen, ohne sich Vorwürfe zu machen. Niemand kann sagen, ob ein erhöhter Blutdruck den Fetus nicht stärker beeinflußt hätte. Und ständige Angst und Sorge schaffen wiederum einen erhöhten Blutdruck, was einen Teufelskreis von Angst – Blutdruckerhöhung – Streßzeichen beim Kind – in Gang setzen könnte.

Beatrix ist ein Beispiel dafür, daß eine Schwangerschaft trotz erhöhtem Bluthochdruck sehr gut enden kann, wenn Ihre Einstellung – die des Blutdrucks und die der Psyche – und die Ernährung stimmen. Ihre Vorgeschichte war denkbar ungeeignet, um ihr Mut zu machen.

1985 hatte sie in der 12. Schwangerschaftswoche einen Abort (Fehlgeburt).

1986 litt sie seit der 26. Schwangerschaftswoche an einer schweren EPH-Gestose. Ihre Tochter wurde in der 34. Schwangerschaftswoche mit Kaiserschnitt geholt. Sie wog 1760 g. Beatrix' erhöhter Blutdruck blieb bestehen und mußte ständig medikamentös behandelt werden.

1987 starb ihr nächstes Baby in der 18. Schwangerschaftswoche durch Plazentainsuffizienz.

Vor ihrer vierten Schwangerschaft 1989 ließ sich Beatrix von einem Internisten gründlich durchchecken: Sie war organisch gesund, außer ihrem erhöhten Blutdruck. Mit diesem Ergebnis und dem Ernährungsplan der Gestose-Frauen wagte sie dann den Sprung ins kalte Wasser. Ihr Blutdruck stieg trotz Ruhen und guter Ernährung, so daß Beatrix in der 23. Schwangerschaftswoche sechsmal soviel von ihrem Blutdruckmedikament Beloc (R), einem Beta-Rezeptoren-Blocker, nehmen mußte wie sonst.

Beatrix hatte guten Appetit. Ihr Ziel war erst mal, die 28. Schwangerschaftswoche zu erreichen und für das Kind ein Geburtsgewicht von etwa fünf Pfund...

In der 22. Schwangerschaftswoche hatte sie 8 kg, in der 29. Schwangerschaftswoche 14 kg zugenommen. Aufgrund ihrer Gewichtszunahme und ihres Hochdrucks wurde sie von Ärzten dauernd gedrängt, wenig zu essen, «stärkere» Blutdruckmedikamente oder (1990!) sogar Diuretika zu nehmen. Beatrix widersetzte sich jedoch erfolgreich diesen Versuchen.

In der 32. Schwangerschaftswoche bekam sie Wehen und wurde in die Klinik eingeliefert. Sprüche wie «Nicht das Kind wird groß, sondern Sie nur dick» störten sie nicht. Als sie einem Arzt über ihren Ernährungsplan berichtete, meinte der: «Nun ja, man kann ja auch blind quer über die Autobahn laufen.» So wollte er sie zur verantwortungslosen und verbohrten Patientin abstempeln.

In der 36. Schwangerschaftswoche setzten Geburtswehen ein.

Ohne blutdrucksenkende Medikamente und ohne Kaiserschnitt brachte Beatrix einen 4570 g schweren, 55 cm großen gesunden Jungen zur Welt. Ein halbes Jahr später sagte sie: «Für alle, die Angst vor dem Dickbleiben haben: Nach drei Wochen hatte ich 18 kg weniger und nach fünf Monaten waren 20 kg weg, und das ohne Hungern (da ich mein Baby voll stillte).» (Rundbrief Nr. 19, S. 26)

Was wäre aus Beatrix und ihrem Baby geworden, wenn sie sich frühzeitig zu Diät, Reistagen und ausschwemmenden Medikamenten hätte überreden lassen?

Wahrscheinlich hätte ihre Schwangerschaft den Verlauf so vieler anderer genommen, wie bei Bärbel: Nachdem sie die Ratschläge ihres Arztes befolgt hatte, kam ihr Kind in der 29. Schwangerschaftswoche mit 1070 g zur Welt. Tobias mußte beatmet werden und lag vier Monate in der Kinderklinik. Bärbel selber mußte nach der Kaiserschnitt-Entbindung auf die Intensivstation. Später wurde sie Mitglied bei den Gestose-Frauen und beriet in ihrer Heimatstadt selber Betroffene. Bei der Schwangerschaft mit ihrem zweiten Kind ernährte sie sich nach dem Motto «Essen für zwei». Das Baby kam zum erwarteten Termin und wog 3900 g.

Meistens handelt es sich beim Hochdruck in der Schwangerschaft um streßbedingten Bluthochdruck. Der Volksmund sagt treffend dazu: «Es geht jemandem etwas ans Herz und an die Nieren.»

Oft wird Hochdruck schwangerer Frauen jedoch nicht als Streßreaktion gesehen, sondern für eine Gestose gehalten. Dabei gibt es für einen Arzt, der sich Zeit nimmt, genug Hinweise, um einen erhöhten Druckwert als psychisch bedingt zu erkennen.

Dies beweist eine Umfrage der englischen Geburtsvorbereiterin Dawn James aus dem Jahr 1985. Die Gründerin der Pre-Eclamptic Society (P. E. T. S.), dem Vorbild für die Arbeitsgemeinschaft Gestose-Frauen, hatte 100 Frauen, die an Präeklampsie litten, über ihre Symptome befragt. Das Ergebnis der Umfrage erbrachte, daß der Bluthochdruck aus Gründen entstanden war, die nichts mit der Schwangerschaft zu tun hatten. Trotzdem wurde der Hochdruck mit Präeklampsie (Gestose) gleichgesetzt und somit wohl nicht entsprechend behandelt.

Ein Drittel der Frauen gab an, daß sie während der Schwangerschaft unter psychischem Streß wie Eheproblemen, Umzug oder einem Todesfall in der Familie gelitten hatte. Über die Hälfte von ihnen bezeichnete sich generell als «überängstlich». Fast 80 Prozent arbeiteten während der Schwangerschaft und empfanden dies als Streß. Fast fünfzig Prozent hatten Verwandte, die auch an hohem Blutdruck litten. So war der erhöhte Blutdruck der betroffenen Frauen sicher nicht im Sinne einer Gestose, sondern als Streßsymptom zu deuten, eventuell verstärkt durch Mangelernährung.

Jeder von uns kennt das Weißkittel-Syndrom, den Hochdruck aus Aufregung. Bei einer besonderen Untersuchung, bei der eine Frau natürlich aufgeregt ist, kommt oft ein erhöhter Wert (über 140/90 mmHg) zustande, der sich beim zweiten Messen (wenn die Betroffene die Situation kennt oder zu Hause nachmißt) nicht bestätigt.

Sollte dies für Schwangere, die die Reaktion des Arztes auf erhöhten Blutdruck kennen, nicht auch zutreffen? Auf einen erhöhten Meßwert darf noch keine Panik ausbrechen. Ein angemessenes Verhalten des Arztes wäre, die Frau zu beruhigen, später den Blutdruck nachzumessen, sich über ihre Eßgewohnheiten zu informieren, die Wachstumskurve des Babys im Mutterpaß nachzusehen und den Urin auf Eiweiß oder Bakterien hin zu überprüfen. Alle diese Beobachtungen zusammen ergeben eine sichere Diagnose, und zwar entweder «einmaliger streßbedingter erhöhter Blutdruck» oder «Zeichen einer beginnenden Stoffwechselstörung im Sinn einer Gestose».

Nach dem Prinzip der «sich selbst erfüllenden Prophezeiung» reagiert die Schwangere auf diesen Schock – «Sie müssen sofort in die Klinik, Ihr Baby ist in Gefahr» – natürlich auch wieder mit einer Gefäßreaktion. Ihr Blutdruck steigt. Durch unüberlegte Bemerkungen einer Schwester oder Hebamme kann sie in der unbekannten Umgebung in Panik geraten, so daß schnell ein Teufelskreis entsteht. Die Situation auf einer Station wird sowieso von den meisten Patienten als extremer Streß empfunden. Der Blutdruck wird von immer wechselnden Personen gemessen. Oft werden die Patientinnen auch nachts alle ein bis zwei Stunden zum Blutdruckmessen geweckt, was sicher nicht beruhigt und entspannt.

Den Teufelskreis von erhöhtem Blutdruck – Angst – Streß – Klinik – mehr Streß – Gestose – Sectio (Kaiserschnitt) beschreibt Marianne:

«... Am 15. Oktober mußte ich wieder hin (zur Vorsorge), hatte keinerlei Beschwerden. Die Sprechstundenhilfe mißt den Blutdruck, erscheint ihr zu hoch. ‹Warten Sie bitte noch 10 Minuten, könnte vom Treppensteigen kommen.› Daraufhin bekomme ich ein blödes Gefühl, und mir wird tatsächlich wärmer. (...) Wir müssen leider dem Arzt Bescheid geben, er mißt persönlich nach 20 Minuten Wartezeit. Blutdruck 140/90, Verdacht auf Gestose, Krankenhaus.

Ich bin ziemlich fertig. Außerdem kommt automatisch die Erinnerung an eine gute Freundin von mir, die an Eklampsie verstorben ist.

Im Krankenhaus werde ich gleich ins Bett gelegt, man schließt mich an einen Wehenschreiber an, und mir wird eine schmerzhafte Spritze verabreicht, weiß nicht wogegen. Der Blutdruck ist jetzt noch höher, und ich fühle mich krank. Aufgrund des erhöhten Blutdrucks werde ich auf die Intensivstation verlegt (Einzelzimmer). Es werden einige Untersuchungen vorgenommen, man hängt gleich einen Tropf an, und ich darf von diesem Zeitpunkt an nicht mehr aufstehen ... Der Blutdruck wird ständig gemessen ...

Die ersten Tage gehen so dahin, ständig Wehenschreiber, morgens und abends je 2 Stunden, Blutdruckmessen, Blutabnehmen – bis zum Gehtnichtmehr. (...) Der Schlauch am Tropf engt mich total ein. Ich kann nicht schlafen, mein Nacken ist total verkrampft, bekomme dadurch Kopfschmerzen, kann nicht lesen, kaum essen, fühle mich immer elender. Der Blutdruck läßt sich nicht unter Kontrolle bringen.

Fühle mich ausgeliefert. In einer Nacht kamen sage und

schreibe alle ½ Stunde bis 3 Uhr morgens Hebammenschülerinnen zum Blutdruckmessen, bis ich ausrastete, jetzt will und kann ich nicht mehr. Ich kann seit Tagen nichts mehr essen, habe abgenommen, muß mich sogar übergeben...» (Rundbrief der AG Gestose-Frauen Nr. 1, S. 10)

Tage später wurde die Geburt bei Marianne eingeleitet, wegen des hohen Blutdrucks. Das Kind, in der 37. Schwangerschaftswoche, wog 2570 g.

Hier stellt sich wieder die Frage, wie die Schwangerschaft verlaufen wäre, wenn Mariannes Arzt den erhöhten Druckwert am nächsten Tag kontrolliert oder ihr ein Meßgerät für daheim mitgegeben hätte, zumal andere Anzeichen für eine Gefährdung ja nicht vorlagen. Marianne hätte eventuell mit Ernährungstherapie den vielleicht tatsächlich erhöhten Blutdruck in den Griff bekommen und ihre Schwangerschaft etwas länger, vielleicht sogar bis zum Ende genießen können. Eine andere Möglichkeit wäre eine Blutdruckeinstellung durch den Hausarzt gewesen, so daß sie das Krankenhaus hätte umgehen können.

Umstrittene Grenzwertsetzung

Ab wann man in der Schwangerschaft von hohem Blutdruck sprechen muß und ab wann dieser behandlungsbedürftig ist, wird von den verschiedenen Medizinern sowieso sehr kontrovers beurteilt. Professor Dr. Kaulhausen nennt einen Blutdruck von bis zu 160/100 mmHG bei ansonsten gesunden Schwangeren als obere Grenze, unter der noch nicht mit blutdrucksenkenden Mitteln therapiert werden muß. Mit dieser großzügigen Einschätzung, die aus langjähriger klinischer Erfahrung resultiert, steht er von ärztlicher Seite her allerdings ziemlich allein.

Sabine Kuse, die über zehn Jahre Schwangere aller Risikogrup-

pen erfolgreich beraten hat, nennt ebenfalls 160 / 100 mmHg oder
160 / 110 mmHg als oberste Grenze des nicht behandlungsbedürf-
tigen Hochdrucks bei Frauen, die ansonsten einen normalen Blutdruck haben.

Andere Mediziner werden schon ab Meßwerten von
140 / 80 mmHg nervös und verordnen der Schwangeren Tabletten
oder gar Beruhigungsmittel.

Eiweiß und Vitamin B gegen hohen Blutdruck

Dr. Maurice Strauss von der Harvard Medical School referierte
bereits 1935 im «American Journal of Medical Science» (Nr. 190,
S. 811) über den Zusammenhang von Mangelernährung und erhöhtem Druck im Gefäßsystem von Schwangeren. Die Ergebnisse
seiner proteinreichen Spezialdiät bei Frauen, die unter Ödemen
und hohem Blutdruck litten, sind so interessant, daß es unfaßbar
ist, wieso sie nicht Eingang in die Praxis gefunden haben: 15 von
20 Frauen der o. g. Studie, deren Blutdruck bei 150 / 100 mmHg
lag, erhielten eine Kost mit 260 g Protein, 150 g Kohlehydrate und
70 g Fett. Das waren 2270 kcal, eigentlich eine unterkalorische
Versorgung, wobei bedacht werden muß, daß die Frauen
hauptsächlich im Bett lagen.

Die Patientinnen erhielten Eier, Milch, Leber und mageres
Fleisch und waren daher auch mit Vitamin B und Folsäure gut versorgt.

Alle Symptome wie Ödeme, erhöhter Blutdruck, Kopfschmerzen und Sehstörungen verschwanden innerhalb von drei Wochen
ohne eine medikamentöse Therapie. Das zugeführte Eiweiß im
Blut bewirkte, daß das Wasser in der Blutbahn festgehalten und
aus dem Gewebe ausgeschwemmt werden konnte. Durch dieses
natürliche Ausschwemmen verloren die Patientinnen beständig an
Gewicht. Bei allen Patientinnen, die diese eiweißreiche Kost weiter
zu sich nahmen, traten keine Symptome wie erhöhter Blutdruck

oder Ödeme mehr auf. Der Erfolg der Diät war um so besser, je akuter die Symptome waren und je eher die Behandlung einsetzte (vgl. Rundbrief Nr. 6, S. 12).

Mehr als fünfzig Jahre später als Dr. Strauss berichtet die amerikanische Geburtsvorbereiterin Nancy P. von den persönlichen Erfahrungen mit ihrer schwangeren Freundin:

Mary hatte sie etwa drei Wochen vor dem Entbindungstermin angerufen, weil sich ihre Hebamme um ihren Blutdruck sorgte. Er lag bei 150–160/100 mmHg. Zugleich schwollen ihre Hände und Gesicht, ihre Gesichtsfarbe war nicht mehr rosig, sondern grau. Sie fühlte sich matt. Ihr Arzt drohte mit einer Krankenhauseinweisung. Dabei wollte Mary zu Hause entbinden!

Nancy stellte einen «Super-Ernährungsplan» für ihre Freundin auf, um die größtmöglichen Mengen Eiweiß und Vitamin B in sie «hineinzukriegen». Mary aß, sooft sie nur konnte, Eier, kleinste Mengen Hähnchen und Rindfleisch und trank jede Menge Milch. Innerhalb von 72 Stunden besserten sich ihre Symptome enorm. Sie mußte häufig Wasser lassen, so daß ihre Ödeme ausgeschwemmt wurden. Ihr Blutdruck sank auf normale Werte. Sie sah wieder rosig aus und spürte ihre Energie zurückkehren. Zum erwarteten Zeitpunkt bekam sie ihre Tochter zu Hause.

Nancy sagte danach: «Ich werde niemals wieder voraussetzen, daß Frauen wissen, was sie essen sollten. Ich muß meinen Patientinnen helfen zu lernen, welche spezifische Ernährung notwendig ist, und ihnen helfen, ein Programm von gesundem Essen zu entwickeln, das in ihre eigenen kulturellen, finanziellen und sozialen Umstände paßt.» (Rundbrief Nr. 5, S. 21)

Statt eines Nachwortes

Wie Sie gerade auf den vorhergehenden 124 Seiten auszugsweise gelesen haben, wurde zur Ernährung schwangerer Frauen mehr als genug

- beobachtet,
- gemessen,
- beschrieben,
- tierexperimentell untersucht,
- histologisch untersucht,
- geschlußfolgert.

Dafür wurden Frauen entweder durch Kriegs- und Notzeiten oder von Medizinern zahlreichen Diäten unterworfen.

Alle hatten dasselbe Ergebnis: Essen für zwei mit vollwertiger Ernährung ist die einzig richtige «Diät»! Gestose läßt sich allein durch gute Ernährung verhindern.

Sie müssen an sich und Ihr Baby denken. Warten Sie daher nicht, bis Ihr Arzt, Ihre Hebamme, Ihr Partner oder «das System» sich ändert!

Ziehen Sie selbst die richtige Konsequenz!

Anhang

Adressen

Arbeitsgemeinschaft Gestose-
Frauen e. V.
Geschäftsstelle Geldener Str. 45
47661 Issum
Tel. 0 28 35 / 26 28
Fax. 0 28 35 / 29 45

Arbeitsgemeinschaft freier
Stillgruppen
Bundesverband e. V.
Tel. 09 31 / 57 34 93
Fax. 09 31 / 57 34 94

Bund Deutscher Hebammen e. V.
Geschäftsstelle Postfach 17 24
76006 Karlsruhe
Tel. 07 21 / 2 64 97

Bund freiberuflicher Hebammen
Deutschlands e. V.
Am alten Nordkanal 9
41748 Viersen
Tel. und Fax. 0 21 62 / 35 21 49

Deutsche Gesellschaft
für Ernährung
Feldbergstr. 28
60323 Frankfurt / Main
Tel. 0 69 / 9 76 80 30

Förderverein für Früh- und
Risikoneugeborene
«Das Frühchen» e. V.
Christa Hofmann
Dittmannswiesen 6
76646 Bruchsal
Tel. 0 72 51 / 1 82 93

La Leche Liga Deutschland
Postfach 96
81214 München

Regenbogen
Kontaktkreis für verwaiste
Eltern nach Totgeburt, Fehlgeburt
oder frühem Tod des Babys
c / o Jürgen Kempf
Von-Galen-Str. 74
51063 Köln

Gesellschaft für Geburts-
vorbereitung e. V.
Postfach 22 01 06
40608 Düsseldorf
Tel. 02 11 / 25 26 07
Fax. 02 11 / 20 29 19

Literatur

Ärzte-Zeitung, Redaktion Am Forsthaus Gravenbruch 5,
63263 Neu-Isenburg. Ausgaben vom 11. 8. 1995, S. 14; 19. 7. 1995,
S. 12; 22. 9. 1995, S. 12; 24. 1. 1996, S. 14

Arbeitskreis für Ernährungsforschung: Getreidezubereitung,
Arbeitskreis für Ernährungsforschung e. V., Bad Liebenzell 1995, S. 19

Bartsch, Beatrice: Leben auf der Frühgeborenenstation,
in: Deutsches Ärzteblatt, 6. 10. 1995, Heft 40, S. 1737

Brewer, Tom: Grundlage der Unterernährung in der Schwangerschaft,
in Gynaecologica 1, 1969, S. 167

Brewer, Gail und Tom: Was jede schwangere Frau wissen sollte,
übersetzt von Sabine Kuse (im Selbstverlag), Issum 1989, S. 17

Burke, Bertha S. and al.: Nutrition Studies during Pregnancy,
in: American Journal of Obstetrics and Gynecology, 46, 1943, S. 38

Cramm, Dagmar von: Schwangerschaft und Stillzeit, München, (4)
1991

Deutsche Krebshilfe e. V.: Wertvoll – Präventionsratgeber Ernährung,
Bonn, 9 / 95 (bei Krankenkassen)

Ebbs, John H., et al.: The Influence of prenatal Diet on a Mother and
Child, in: Journal of Nutrition, 22, 1941, S. 515

Ferguson, James: Journal of the American Medical Association, 146,
1950, S. 1388

Ferguson, James: New Orleans Medical Surgery Journal, 102, 1950,
S. 460

Forschungsinstitut für Kinderernährung Dortmund: Empfehlungen für
die Ernährung von Mutter und Kind, 1993, S. 11 (bei Krankenkassen)

Higgins, Agnes C.: Nutritional Status and the Outcome of Pregnancy,
in: Dietary Association, 37, 1976, S. 17

Kaminski, Monique: Alkohol in der Schwangerschaft: Der Schwellen-
wert liegt bei zwei bis drei Gläsern, in: Ärzte-Zeitung, 28. 10. 1994,
S. 19

Koch, Christa: Gesund essen, wenn ein Baby kommt, Weil der Stadt
1992

Köhler, Bettina: Ernährung in der Schwangerschaft, München 1995

Kuse, Sabine: EPH-Gestose aus meiner Sicht (im Selbstverlag), Issum 1984

National Institut of Health, Bethesda: Beziehung zwischen Plazentagewicht und Geburtsgewicht, in: «Collaborative Study of Cerebral Palsy», 1968

Pike, Ruth L. and Smiciklas, H. A.: A reappraisal of sodium restriction during pregnancy, in: International Journal of Gynecology and Obstetrics, 1, 1972, S. 10

Platt, Benjamin: Unterernährung in der Schwangerschaft führt zur Schädigung des Kleinhirns bei Tierbabys, in: World Rev. Nutr. Dietet. 13, 1971, S. 43

Robinson, Margaret: Salt in Pregnancy, in: Lancet, 1, 1958, S. 178

Rundbrief der Arbeitsgemeinschaft Gestose-Frauen e. V.
  6/1985, Nr. 1, S. 10
  9/1985, Nr. 2, S. 10
  4/1986, Nr. 4, S. 19
  6/1986, Nr. 5, S. 21
  9/1986, Nr. 6, S. 12
  4/1989, Nr. 16, S. 27
  1/1990, Nr. 19, S. 26
  4/1990, Nr. 20, S. 15
  9/1994, Nr. 38, S. 7

Strauss, Maurice B.: Observation on the etiology of toxemias in pregnancy, in: American Journal of Medical Science, 190, 1935, S. 811

Worm, Nicolai: Gesunde Ernährung für Kinder und Jugendliche. Ein Ratgeber des Deutschen Kassenarztverbandes Groß-Gerau, 1994, S. 15 (bei Krankenkassen)